U0384467

华西感染

深部真菌感染诊治手册

主　编　宗志勇　吕晓菊

副主编　刘焱斌　曲俊彦　王晓辉　刘馨遥　肖桂荣
　　　　肖玉玲

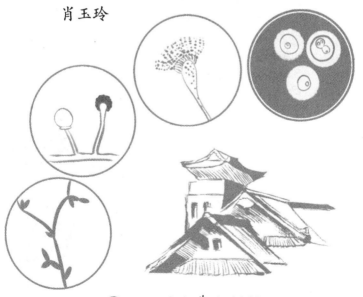

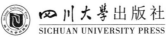

四川大学出版社
SICHUAN UNIVERSITY PRESS

图书在版编目（CIP）数据

华西感染：深部真菌感染诊治手册 / 宗志勇，吕晓菊主编 . -- 成都：四川大学出版社，2024. 12.
ISBN 978-7-5690-7495-6

Ⅰ . R519-62

中国国家版本馆 CIP 数据核字第 2025LC4454 号

书　　名：华西感染——深部真菌感染诊治手册
　　　　　Huaxi Ganran——Shenbu Zhenjun Ganran Zhenzhi Shouce
主　　编：宗志勇　吕晓菊

选题策划：许　奕
责任编辑：许　奕
责任校对：倪德君
装帧设计：邓宇骅
责任印制：李金兰

出版发行：四川大学出版社有限责任公司
　　　　　地址：成都市一环路南一段 24 号（610065）
　　　　　电话：（028）85408311（发行部）、85400276（总编室）
　　　　　电子邮箱：scupress@vip.163.com
　　　　　网址：https://press.scu.edu.cn
印前制作：四川胜翔数码印务设计有限公司
印刷装订：成都金龙印务有限责任公司

成品尺寸：125 mm×200 mm
印　　张：7.25
字　　数：224 千字

版　　次：2025 年 1 月 第 1 版
印　　次：2025 年 1 月 第 1 次印刷
定　　价：40.00 元

扫码获取数字资源

四川大学出版社
微信公众号

本社图书如有印装质量问题，请联系发行部调换

编委会

主　编　宗志勇　吕晓菊

副主编　刘焱斌　曲俊彦　王晓辉　刘馨遥　肖桂荣
　　　　　肖玉玲

编　者（按姓名首字母拼音）

白　浪　四川大学华西医院感染性疾病中心
毕红霞　四川大学华西医院感染性疾病中心
陈恩强　四川大学华西医院感染性疾病中心
陈立宇　四川大学华西医院感染性疾病中心
杜凌遥　四川大学华西医院感染性疾病中心
房晴晴　四川大学华西医院感染性疾病中心
管　玫　四川大学华西医院临床药学部（药剂科）
何　达　四川大学华西医院感染性疾病中心
何　芳　四川大学华西医院感染性疾病中心
贺金枝　四川大学华西医院感染性疾病中心
胡　娅　四川大学华西医院感染性疾病中心
蒋艾豆　四川大学华西医院临床药学部（药剂科）
雷学忠　四川大学华西医院感染性疾病中心
李　红　四川大学华西医院感染性疾病中心
李晓冉　四川大学华西医院感染性疾病中心
刘昌海　四川大学华西医院感染性疾病中心
刘馨遥　四川大学华西医院病原微生物研究室
刘焱斌　四川大学华西医院感染性疾病中心
刘真真　四川大学华西医院感染性疾病中心
龙海燕　四川大学华西医院感染性疾病中心
卢家桀　四川大学华西医院感染性疾病中心
吕晓菊　四川大学华西医院感染性疾病中心
马元吉　四川大学华西医院感染性疾病中心

乔　甫　四川大学华西医院医院感染管理部

曲俊彦　四川大学华西医院感染性疾病中心

秦家元　四川大学华西医院感染性疾病中心

权　敏　四川大学华西医院感染性疾病中心

唐光敏　四川大学华西医院感染性疾病中心

唐　红　四川大学华西医院感染性疾病中心

王　娟　四川大学华西医院感染性疾病中心

王丽春　四川大学华西医院感染性疾病中心

王　铭　四川大学华西医院感染性疾病中心

王晓辉　四川大学华西医院感染性疾病中心

吴东波　四川大学华西医院感染性疾病中心

肖桂荣　四川大学华西医院临床药学部（药剂科）

肖玉玲　四川大学华西医院实验医学科（检验科）

谢　轶　四川大学华西医院感染性疾病中心

严丽波　四川大学华西医院感染性疾病中心

叶　慧　四川大学华西医院感染性疾病中心

张琳婉　四川大学华西医院临床研究管理部

张艳芳　四川大学华西医院感染性疾病中心

赵菲菲　四川大学华西医院感染性疾病中心

钟册俊　四川大学华西医院感染性疾病中心

周凌云　四川大学华西医院感染性疾病中心

周陶友　四川大学华西医院感染性疾病中心

朱　霞　四川大学华西医院感染性疾病中心

宗志勇　四川大学华西医院感染性疾病中心

前言

　　随着医学的发展，真菌感染已成为日益突出的临床问题。尽管病原真菌在历史长河中始终占有一席之地，但与细菌和病毒相比，其对人类的威胁却被严重忽视。相关数据表明，每年由真菌感染造成的死亡人数高达375万人，是以前预估数值（150万～200万）的约两倍。造成真菌感染率、死亡率逐年攀升的原因主要有：①免疫功能受损患者、慢性阻塞性肺病（COPD）或支气管扩张症等肺结构异常患者以及新型冠状病毒感染或流感等呼吸道病毒感染重症患者增多，真菌易感人群不断增多。②真菌感染的诱发因素日益复杂，如部分真菌（如耳念珠菌）本身具有极强的传播性，全球化进程以及气候变暖极大地扩展了地方性真菌病（如"山谷热"）、隐球菌病等疾病的病原真菌的传播范围，药品和生物制剂生产及使用环节的污染也可能导致真菌感染甚至暴发。③随着检验技术的进步，如宏基因组二代测序（mNGS）、靶向二代测序（tNGS）、化学发光法等的应用，真菌检测的灵敏度大幅提升，使得真菌检出率不断提高。

真菌感染的诊治和防控也是困扰临床医师的一大难题。首先，诊断和结果判读难。培养是部分真菌诊断的"金标准"，但部分真菌如耶氏肺孢子菌（PJP）难以培养，荚膜组织胞浆菌培养耗时且存在生物安全隐患等，即便有核酸检测辅助诊断，但缺乏培养证据，可能导致临床诊断受到质疑。在临床实践中，即使检出真菌，其临床意义解读也常常令人困惑。例如，呼吸道标本中检出念珠菌虽然常见，但通常不引起肺炎，然而临床医生可能对其临床意义难以把握。同样，在 mNGS 和 tNGS 中检出曲霉、毛霉等真菌的核酸，需仔细排除污染等干扰因素。其次，真菌感染治疗难，可选药物非常有限，患者预后较差，治疗方案亟待改进。毛霉等真菌的生长特性使得其药物敏感性试验缺乏标准化，对于优化治疗，特别是挽救性治疗，缺乏重要信息支撑。此外，部分真菌（如耳念珠菌）感染防控难，防控工作不仅依赖于医师个人的努力，更需要整个医疗团队、患者和社会的共同参与，为真菌防控增加了许多未知的挑战。

幸运的是，真菌研究领域展现出了前所未有的活力与潜力。在临床医生和真菌科研学者的共同努力下，真菌感染的诊断和治疗均取得了长足的进步。近年来，真菌感染相关的临床指南和共识不断更新，基础研究也迎来了诸多突破。例如，分子诊断、抗体检测等手段的开发和普及，为真菌感染的诊断提供了更新的工具，使得鉴定更加精准，将原本只能鉴定到目水平的真菌精确到种水平（如毛霉目真菌）。同时，许多新菌种也被发现。例如，最近我国学者在 *Nature Microbiology* 上报道的多药耐药新菌种——河道红冬孢酵母（*Rhodosporidiobolus fluvialis*），不仅揭示了其致病机制，还筛选出能有效杀伤泛耐药突变体的药物。新的抗真菌药物靶点和老药的新用途被不断挖掘，嵌合抗原受体 T 细胞免疫疗法（CAR-T）用于侵袭性肺曲霉病的探索，为临床治疗提供了新的药物选择和治疗策略。

　　为了帮助临床医生更好地认识和应对真菌感染，为有针对性的诊治和防控工作提供快捷和前沿的参考，我们组织四川大学华西医院的感染专业医师、抗感染临床药师和微生物检验技师一同撰写了本书，并由诊治经验丰富的临床专家审改，以期辅助临床决策，提高患者的治疗效果和预后。在此，对各参与编写和审校的同事表示由衷感谢！本手册内容简明，但较为翔实、全面，具有一定的理论和实践指导价值。然而，本手册也有许多不足，如受限于手册的简明性，我们并未纳入图片；真菌药物的疗程非常重要，但由于现有真菌病药物使用疗程还需要更多的研究，部分内容仍然是基于临床医生的经验推荐，因此不一定精准；编者水平有限以及近年来医学的迅猛发展，使本手册难免有疏漏和不当之处。恳请各位读者提出宝贵意见与建议，以供修改，在此致谢！

　　还需要特别说明的有：①编者努力使本手册的内容尽可能准确。然而，临床专业人员在开具任何处方前都应仔细阅读药品/产品的说明书，并充分参考指南推荐、最新规定、具体实际情况等多种因素，对于所有使用本手册所含信息而进行的临床实践，本书的编者和出版社概不承担任何后果。②对于真菌感染在内的感染性疾病，其治疗通常需要多种措施和方法，包括病灶处理、支持与对症治疗、针对病原体治疗等。为避免重复、保持内容简明、便于阅读，本手册在治疗方面重点写了抗真菌药物治疗，但这并不意味着治疗方式只有药物。③真菌感染包括浅部真菌感染和深部真菌感染，深部真菌感染的诊疗难度大、患者预后较差。本书只讨论深部真菌感染。

宗志勇

2024 年 11 月

目录

第一章　病原真菌命名原则及分类

真菌是一类广泛存在于自然界中的真核生物，具有真正的细胞核、核膜以及细胞器，在分类学上属于独立的真菌界。目前已发现并命名的真菌大约有 13.5 万种，每年新增 1000～1500 种，还有大量未被发现的真菌。在已报道的真菌中，与人类或动物疾病相关的病原真菌有 600 多种，其中只有少部分会感染正常个体，大部分为机会致病真菌。真菌感染按照其侵犯部位可大致分为浅部真菌感染和深部真菌感染（本书只讨论深部真菌感染）。其中深部真菌感染是指由真菌引起的皮下及深部组织、内脏和系统性感染，包括皮下真菌病和侵袭性真菌病。

真菌的形态学在真菌的鉴定上有着重要的作用。根据其菌落形态特征，真菌可简单分为酵母及酵母样真菌、丝状真菌、双相真菌（二型性真菌）。酵母及酵母样真菌通常以单细胞形式存在，通过芽殖或裂殖繁殖，产生芽孢，如念珠菌。丝状真菌由多细胞组成，可产生分枝的菌丝，通过菌丝延伸和孢子繁殖，如曲霉、毛霉。双相真菌具有在不同温度条件下变换形态的能力，表现为单细胞酵母相或多细胞菌丝相，在体内呈酵母形态，在环境中呈菌丝形态，如荚膜组织胞浆菌、马尔尼菲篮状菌。肺孢子菌形态较为特殊，主要以包囊和营养体形态存在，能引起人类致病的是耶氏肺孢子菌，主要寄生在肺部。本书将按照以上形态学特征进行详细阐述。

一、命名原则

（一）双名法原则

真菌的命名遵循瑞典植物学家林奈在 1753 年创立的"双名法"，即属名＋种加词＋命名人（可省略）。属名通常是拉丁文名词，首字母大写。种加词用于区别同一属中的其他种，一般是拉丁文的形容词，与属的性、数、格一致，首字母小写。最后为命名人的姓和命名年份（可省略）。当某个（些）真菌只知其属名，种加词未确定时，可用"sp."或"spp."表示。当一种真菌具有某一与模式种明显不同的特征时，可将其定为变种。学名采用"三名法"命名，例如：*Aspergillus fumigatus* var. *Ellipticus*（烟曲霉椭孢变种）。中文名一般相反，即种名在前，属名在后，如白念珠菌、烟曲霉等。

（二）一菌一名原则

历史上，真菌命名一直存在多名现象，即同一种真菌在有性阶段和无性阶段分别有不同的名称，这种命名方式不仅增加了真菌分类学的复杂性，还给研究和交流带来了困扰。因此，需要一种统一、规范的命名系统来解决以上问题。2011 年在墨尔本举行的国际植物学大会（International Botanical Congress，IBC）确立了"一菌一名"的概念，2013 年全球真菌分类学家在阿姆斯特丹会议上进一步规范并推动真菌"一菌一名"的实施。

1. 统一命名：为减少重复命名和误解，无论真菌处于有性阶段还是无性阶段，都应使用同一个学名。

2. 优先原则：在多个学名中，优先选择最早发表且合法的名称。某些特殊情况下，如某个真菌的新名称已经普遍使用，再改用以前的名称可能引起混乱，则考虑继续使用普遍采纳的名称，例如，"隐球菌病"改成其有性型名称"线状黑粉菌病"是不合适的，因此不做改变。另外，如果没有重要临床意义，也不影响抗真菌治疗效果，可以暂时沿用以往的真菌名称（为方便临床医生查阅，本书依然沿用以往熟知的真菌名称），或采用复合体（Complex）或组（Section）来代表可能涵盖很多隐藏种的真菌种群，如热带念珠菌复合体、烟曲霉组等。

3. 国际命名法规：所有命名应遵循国际藻类、真菌和植物命名法规（International Code of Nomenclature for Algae，Fungi，and Plants，ICN）的相关规定，确保命名的标准化和全球一致性。

4. 出版与注册：新命名的真菌应在科学期刊上正式发表，并在相关的真菌命名数据库中注册，以便于查阅和验证。

二、分类

真菌分类的主要目的是对真菌进行系统的整理和归类，提供一种科学方法来识别、命名和分类不同的真菌物种，助力研究者更好地了解真菌的进化关系、生物学特性以及其在生态系统和医学中的作用。一个理想的分类系统应该能正确反映真菌的自然亲缘关系和进化趋势。根据最新的分类系统（表1-1），临床常见病原真菌大多归于真菌界下的子囊菌门、担子菌门、毛霉亚门、虫霉亚门。该分类系统取消了传统的接合菌门，毛霉亚门和虫霉亚门属于传统的接合菌门。致病菌以子囊菌门最为常见，其次为担子菌门、毛霉亚门。

表1-1 常见病原真菌的分类学位置

门	亚门	纲	重要的目	重要的属
子囊菌门	外囊菌亚门	肺孢子菌纲	肺孢子菌目	肺孢子菌属
	酵母亚门	酵母纲	酵母目	念珠菌属、毕赤酵母菌属
	子囊菌亚门	散囊菌纲	散囊菌目	篮状菌属
			爪甲团囊菌目	组织胞浆菌属、芽生菌属、球孢子菌属、副球孢子菌属
		粪壳菌纲	肉座菌目、小囊菌目	曲霉属、镰刀菌属、赛多孢属
担子菌门	伞菌亚门	银耳纲	银耳目	隐球菌属
	柄锈菌亚门	微球黑粉菌纲	锁掷酵母目	红酵母属
毛霉门	毛霉亚门	毛霉纲	毛霉目	根霉属、横梗霉属、毛霉属、根毛霉属
捕虫霉门	虫霉亚门	虫霉纲	虫霉目	耳霉属、蛙粪霉属

主要参考文献

［1］Carroll KC, Pfaller MA, Landry ML, et al. Manual of clinical microbiology［M］. 12th ed. Washington DC：ASM Press，2019.

［2］De hoog GS, Guarro J, Gene J, et al. Atlas of clinical fungi［M］. 4th ed. Utrecht：Westerdijk Institute，2019.

［3］李若瑜. 医学真菌学——实验室检验指南［M］. 2版. 北京：人民卫生出版社，2023.

[4] 卢洪洲，徐和平，冯长海. 医学真菌检验与图解 [M]. 2 版. 上海：上海科学技术出版社，2023.

[5] Borman AM, Johnson EM. Name changes for fungi of medical importance，2020 to 2021 [J]. J Clin Microbiol，2023，61（6）：e0033022.

（刘馨遥，谢轶）

第二章　真菌检测方法

病原真菌的实验室检测是诊断真菌感染的重要手段和依据，主要包括基于细胞学的显微镜检查（镜检）、培养等传统检测方法，以及基于血清学和分子生物学的非培养检测新方法。

一、标本的处理

标本处理是否恰当对于能否提高真菌检出率非常关键。如对于组织真菌培养，大多数组织中的真菌剪碎后（约 $1mm^3$）进行接种能提高培养阳性率，细针穿刺的组织标本若过小，可直接接种，疑似胞内真菌感染时应进行组织研磨后接种，疑似毛霉目真菌感染时不应研磨或剪碎；对于液体标本，应进行离心浓缩后检测；对于黏稠的呼吸道标本，宜液化离心后再检测。

二、直接镜检查

标本的直接镜检是快速简便的真菌检测方法。阳性结果可直接确定真菌存在，但是阴性结果不能排除真菌存在。无菌部位标本镜检真菌阳性可确诊侵袭性真菌感染。有菌部位标本镜检发现真菌需要结合取材质量、真菌种类、寄生形态、培养结果、病灶特点、临床信息等综合判断。镜检所观察到的真菌形态可以提供有价值的菌种信息及其在病灶中的寄生状态，可初步判断皮肤癣菌、念珠菌、曲霉、毛霉、隐球菌、暗色真菌等病原真菌。常用的制片染色方法包括氢氧化钾（KOH）湿片、墨汁染色、革兰染色、六胺银（Periodic－acid Silver Methenamine，PASM）染色、真菌荧光染色、乳酸酚棉蓝染色、瑞氏染色等。常用真菌染色方法的特点见表2－1。

表 2-1　常用真菌染色方法的特点

制片染色方法	适用范围	优点	不足
KOH 湿片	用于绝大多数真菌，在皮肤、甲屑、痰液等需要消化处理的标本检测中应用较广泛	快速简便，KOH 可对标本进行消化处理，菌丝更易于观察	无颜色对比，背景干扰大，对人员经验要求高
墨汁染色	用于有荚膜的真菌，主要是隐球菌属	快速简便	检出阳性率较低，对人员经验要求较高
革兰染色	用于酵母样真菌（念珠菌属、毛孢子菌属、酵母属、地霉属等）	快速简便，对酵母样真菌易观察	丝状真菌、隐球菌容易漏检
六胺银染色	用于绝大多数真菌，尤其适用于肺孢子菌	对肺孢子菌的检出阳性率高	操作烦琐，耗时长
真菌荧光染色	用于所有真菌，荧光染料可与真菌细胞壁成分结合而令真菌发出荧光	快速简便，容易观察辨识	需要配备荧光显微镜
乳酸酚棉蓝染色	用于培养后丝状真菌的形态学鉴定	快速简便，容易观察辨识	一般不用于标本的直接涂片染色检查
瑞氏染色	用于马尔尼菲篮状菌和荚膜组织胞浆菌（血液和骨髓标本）	能初步区分马尔尼菲篮状菌和荚膜组织胞浆菌	一般不用于血液或骨髓以外的标本类型

三、病理学检查

病理学检查阳性是侵袭性真菌病的确诊依据之一。常用病理学染色方法包括苏木精－伊红染色（Hematoxylin－eosin Staining，HE 染色）、过碘酸－雪夫染色（Periodic Acid－Schiff Stain，PAS）、PASM 染色等，可通过镜下形态特征判断真菌的类型。对于仅靠形态学无法辨认或区分的真菌，还可借助免疫组化技术、分子生物学技术等完成准确的菌种鉴定。由于病理学检查通常具有侵入性和有创性，限制了其在部分可疑侵袭性真菌感染病例中的应用。

四、分离培养和鉴定

（一）培养基

真菌培养常用的培养基包括沙氏（Sabouraud）葡萄糖培养

基、马铃薯葡萄糖培养基、察氏培养基、念珠菌显色培养基、脑心浸液培养基等。初代培养最常用的是沙氏葡萄糖培养基，适用于浅部真菌和深部真菌的培养。在沙氏葡萄糖培养基的基础上，若用于分离马拉色菌，可添加橄榄油或吐温（1%~2%）；若用于分离皮肤癣菌，可添加放线菌酮以抑制酵母、曲霉等生长。马铃薯葡萄糖培养基有利于丝状真菌的产孢，多用于曲霉、毛霉、暗色真菌、皮肤癣菌等菌的形态学鉴定。察氏培养基多用于青霉、曲霉的形态学鉴定。念珠菌显色培养基主要用于念珠菌的初步鉴定，对白念珠菌、热带念珠菌、库德里阿兹毕赤酵母（克柔念珠菌）、光滑念珠菌的鉴定准确率较高，但无生法鉴定其他念珠菌。脑心浸液培养基适用于对生长营养要求较高的深部真菌，可促进双相真菌从菌丝相向酵母相转变。

（二）培养温度

临床常见真菌的最适生长温度为30℃，怀疑有双相真菌感染时，需同时在35~37℃培养。

（三）培养时间

根据培养目的决定培养时间。对于念珠菌显色培养，建议48~72小时；生殖道或黏膜的念珠菌建议培养7天；对于深部标本真菌，建议培养4周；怀疑双相真菌，建议培养6~8周。

（四）菌种鉴定

1. **酵母鉴定**：主要根据生长情况、菌落形态和镜下形态排列特点，结合生化试验、糖同化或发酵试验等进行鉴定。念珠菌鉴定还可选择显色培养基。商品化鉴定系统包括系统化鉴定卡板，如API、VITEK-YST卡。

2. **丝状真菌鉴定**：传统丝状真菌鉴定以形态学鉴定为主，以菌落形态和镜下特征为依据。首先观察菌落生长速度、菌丝高度、颜色、大小、渗出物、气味和质地等；其次挑取菌落制片染色（常用乳酸酚棉蓝染色）；最后在镜下观察，根据菌落和镜下特征，确定菌种。镜检取菌落的时间较为关键，如果菌株在镜下无特征性结构，可延长培养时间或转种特殊培养基来促进产孢。个别丝状真菌需要增加特殊试验进行鉴定。常见丝状真菌鉴定要点见表2-2。

表 2-2　常见丝状真菌鉴定要点

菌属（目）名	鉴定要点
曲霉属	镜下分生孢子头，观察顶囊形状、梗基，结合菌落生长速度、颜色、大小、质地等
毛霉目	镜下球形或梨形孢子囊、假根着生位置
青霉属	镜下帚状枝，结合菌落颜色
暗色真菌	镜下分生孢子梗和分生孢子
镰刀菌	镜下镰刀形大分生孢子
组织胞浆菌	镜下齿轮状大分生孢子，指状突起
毛癣菌属	镜下圆柱状大分生孢子，壁光滑
表皮癣菌属	镜下杵状大分生孢子，壁稍粗糙，无小分生孢子
小孢子菌属	镜下梭状大分生孢子，壁粗糙

3. 基质辅助激光解吸电离飞行时间质谱（Matrix-assisted Laser Desorption/Ionization Time of Flight Mass Spectrometry, MALDI-TOF MS）鉴定：通过对菌种特异性核糖体蛋白进行检测，能快速准确地鉴定临床常见病原微生物。MALDI-TOF MS用于真菌鉴定的难点在于蛋白质的提取和数据库的完善。对于酵母，一般使用直接转移法提取蛋白质即可，各商用 MALDI-TOF MS 系统的数据库相对完善，鉴定准确性已经能够满足临床需求；对于丝状真菌，由于其破壁困难，通常需要采用甲酸提取法等特定方法进行蛋白质提取，且不同商用 MALDI-TOF MS系统数据库的菌种覆盖率和菌株代表性差异较大，对丝状真菌的鉴定准确性不一，临床应用前应进行充分的性能评价。

五、抗真菌药物敏感性试验

抗真菌药物敏感性试验（药敏试验）对于临床治疗侵袭性真菌感染具有重要意义，尤其是根据真菌菌属无法可靠预测药物敏感性、疑似存在获得性耐药、治疗失败或复发等情况下。

（一）酵母药敏试验

酵母药敏试验跟细菌药敏试验相似，操作和判读较为简单，可采用肉汤稀释法和纸片扩散法。针对酵母药敏试验的最新参考标准有美国临床和实验室标准协会（Clinical and Laboratory

Standards Institute，CLSI）的 M27M44S、M57S，欧盟抗菌药物敏感性试验委员会（European Committee for Antimicrobial Susceptibility Testing，EUCAST）的 *Clinical Breakpoints for Fungi v. 10.0*、*Methods in Antifungal Susceptibility Testing*。我国的抗真菌药敏试验主要根据 CLSI 相关文件标准，M27M44S 中肉汤稀释法适用于念珠菌和新型隐球菌，双相真菌尚未经过验证；酵母的纸片扩散法只适用于念珠菌属对氟康唑、伏立康唑、卡泊芬净（Caspofungin）和米卡芬净（Micafungin）敏感性的检测。常用商品化药敏系统通常采用微量肉汤稀释法，包括 ATB Fungus、Yeast one 等，还可采用商品化 E-test 真菌药敏条进行检测。

（二）丝状真菌药敏试验

丝状真菌药敏试验与酵母相比要复杂、耗时，由于试验使用的是丝状真菌的分生孢子或孢囊孢子，因此对菌株的生长状态要求较高，需要生成足量的分生孢子或孢囊孢子来满足试验。对于曲霉属、毛霉目等生长迅速的丝状真菌，可在 2~3 天内获得足量的孢子，而有些皮肤癣菌则很难产孢，需要使用特殊培养基诱导产孢。此外，大量的孢子极易污染实验室环境，甚至感染实验人员，需要在二级生物安全柜内进行操作。针对丝状真菌药敏试验的最新参考标准有 CLSI 的 M38M51S、M57S，EUCAST 的 *Clinical Breakpoints for Fungi v. 10.0*、*Methods in Antifungal Susceptibility Testing*。我国的抗真菌药敏试验主要根据 CLSI 相关文件标准。M38M51S 丝状真菌药敏试验方法见表 2-3。常用商品化药敏系统 Yeast one 可用于曲霉药敏试验，还可采用商品化 E-test 真菌药敏条进行检测。

表 2-3　M38M51S 丝状真菌药敏试验方法

药敏试验方法	适用	不适用
微量肉汤稀释法	曲霉属、镰刀菌属、根霉属、波氏赛多孢（尖端赛多孢）、多育节荚孢菌、申克孢子丝菌的菌丝相及其他可致病的暗色霉菌、毛癣菌属、小孢子菌属、表皮癣菌属	双相真菌的霉菌相，皮肤癣菌对棘白菌素类，非皮肤癣菌对环吡司、灰黄霉素及特比萘芬

药敏试验方法	适用	不适用
纸片扩散法	链格孢霉属、曲霉属、离蠕孢霉属、镰刀霉属、拟青霉属、米根霉及其他毛霉目、波氏赛多孢、多育节荚孢霉	双相真菌的霉菌相、皮肤癣菌

（三）真菌药敏试验注意事项

1. 杀菌剂和抑菌剂的药敏判读终点不一致。杀菌剂如两性霉素B，需判读在100%抑制处，抑菌剂如唑类药物，根据不同方法需判读在50%～80%抑制处。注意不能将拖尾现象误读为耐药。

2. 流行病学折点（Epidemiological Cutoff Values，ECVs）。真菌药敏试验中的很多药物由于临床数据不充分，故没有临床折点，无法判读为敏感、中介或耐药，仅能依据ECVs进行判读。ECVs用来检测真菌是否对药物的敏感性降低，虽不能与临床实际疗效直接对应，但可检测出可能有获得性耐药机制的菌株。当判读为野生型（WT）时，其获得性耐药可能性小；当判读为非野生型（NWT）时，其获得性耐药可能性大。还有部分真菌既无临床折点也无ECVs，仅能报告药物最低抑菌浓度（MIC），需要根据相应药物的PK/PD参数评估其疗效。

六、真菌血清学检查

近年来，真菌感染的血清学检查技术有了长足的进步，检测项目主要包括真菌抗原和抗体检测，可作为真菌感染的临床诊断依据。真菌感染血清学生物标志物包括$(1,3)-\beta-D$葡聚糖（G试验）、半乳甘露聚糖（Galactomannan，GM）、曲霉免疫球蛋白G（Immunoglobulin G，IgG）抗体、烟曲霉免疫球蛋白E（Immunoglobulin E，IgE）抗体、念珠菌甘露聚糖抗原、念珠菌IgG抗体、隐球菌荚膜多糖（Glucuronoxylomannan，GXM）等，给临床提供了早期、快速简便的诊断指标。应用时建议早期、联合、动态检测，并结合临床进行综合判断。常用真菌血清学检查项目的特点见表2-4。

表 2-4 常用真菌血清学检查项目的特点

检测类别	检测项目	样本类型	检测原理	适用范围及注意事项
泛真菌感染	G 试验：真菌 $(1,3)-\beta-D$ 葡聚糖	血清 1mL（无热原采血管）	$(1,3)-\beta-D$ 葡聚糖是大多数真菌细胞壁特有的成分，免疫细胞吞噬真菌后，能持续释放该物质，使血液中含量增高，其有助于早期识别侵袭性真菌感染	适用于怀疑侵袭性真菌病（包括念珠菌病、曲霉病、肺孢子菌病等，不包括隐球菌病、毛霉病）患者的诊断，建议空腹时、静脉给药前或病情进展时采集样本
曲霉病	GM 试验：曲霉半乳甘露聚糖	血清 1mL/BALF 5mL	半乳甘露聚糖是曲霉生长时从薄弱的菌丝顶端释放的一种多糖抗原标志物，是早期感染的指标	适用于怀疑侵袭性曲霉感染患者的诊断；血清半乳甘露聚糖推荐用于粒细胞缺乏、血液恶性肿瘤患者的侵袭性曲霉感染检测；BALF、GM 推荐用于非中性粒细胞缺乏患者的侵袭性曲霉感染检测；应避免脓性、血性 BALF，建议使用第 2 或第 3 管标本进行检测；与青霉、镰孢霉、组织胞浆菌、皮炎芽生菌等有交叉反应
曲霉病	曲霉 IgG 抗体	血清 1mL	检测曲霉半乳甘露聚糖 IgG 抗体	适用于慢性肺曲霉病的早期诊断，是最灵敏的微生物学证据
曲霉病	烟曲霉 IgE 抗体	血清 1mL	检测烟曲霉 m3 过敏原特异性 IgE 抗体	适用于变应性支气管肺曲霉病的诊断
念珠菌病	念珠菌甘露聚糖抗原（Mn 抗原）	血清 1mL	甘露聚糖是念珠菌细胞壁的主要结构成分，念珠菌感染时会被释放到血液中，是侵袭性念珠菌病的早期诊断指标	适用于念珠菌菌血症和侵袭性念珠菌感染患者的诊断；甘露聚糖抗原稳定性相对较差，容易降解，也可被抗体中和；念珠菌原抗体联合检测可提高灵敏度
念珠菌病	念珠菌 IgG 抗体	血清 1mL	检测念珠菌甘露聚糖 IgG 抗体	适用于念珠菌菌血症和侵袭性念珠菌感染患者的诊断，有助于区分念珠菌的定植与感染，念珠菌抗原抗体联合检测可提高灵敏度

检测类别	检测项目	样本类型	检测原理	适用范围及注意事项
隐球菌病	隐球菌荚膜多糖	血清、脑脊液、BALF 1mL	在隐球菌生长繁殖过程中,隐球菌荚膜多糖不断分泌到胞外,可在脑脊液、血液、BALF标本中呈现阳性,是隐球菌感染的早期诊断指标	适用于隐球菌病的诊断,脑脊液和血液隐球菌荚膜多糖抗原阳性是隐球菌性脑膜炎和肺隐球菌病的确诊证据之一

注:BALF指支气管肺泡灌洗液(Broncho Alveolar Lavage Fluid)。

七、分子生物学检测

近年来,分子生物学检测广泛应用于医学真菌的分类鉴定、耐药性、致病性等的临床检测和研究。分子生物学检测具有灵敏度高、特异性强、快速、不依赖培养、检测范围广等优点,是尽早明确真菌感染诊断的重要方法,对少见难培养真菌感染的诊治提供了有力支撑。

(一)真菌 DNA 提取

真菌细胞壁结构坚固,在 DNA 提取过程中,破壁是否充分是决定提取效果和检测结果的关键环节,通常丝状真菌比酵母破壁更为困难。目前提取方法包括物理方法(液氮研磨法、微波震荡法、玻璃珠法等)和化学方法(酶消化法、氯化苄法等),可根据不同检测需求选择不同方法进行高质量 DNA 提取。

(二)常用分子生物学检测方法

常用分子生物学检测方法见表2-5。

表 2-5　常用分子生物学检测方法

检测方法	优点	不足
MPCR	特异性引物可鉴定至种,适用于难以培养或失去培养时机的标本	易出现假阳性,阳性率与病原菌含量有关
N-PCR		
qPCR	在封闭体系中进行,灵敏度高、特异性高、能定量、可重复性好、污染可能性小	试剂及仪器价格较贵

检测方法	优点	不足
ITA	操作较简单、灵敏度高，结果可以采用检测荧光强度和浊度鉴定，目前已有集成芯片式产品	扩增引物和探针的设计需要优化，稳定性不如传统PCR
原位杂交技术	可明确病原菌与组织细胞的相对位置及生长状态，特异性探针可鉴定至种	特异性探针亦具有局限性，易出现假阴性
tNGS	通常使用18S rRNA、ITS作为靶基因进行针对性测序，ITS区域具有更高的序列变异性，并且存在更准确和全面的参考数据库；扩增后再进行测序，有助于微量病原体的检测	数据库尚不完善，无法检测引物设计中未囊括的病原体；由于扩增后再进行测序，且测序区域片段长度不均匀，导致真菌类群相对丰度的偏倚
mNGS	可捕获样本中所有病原体DNA并进行测序，有助于检测潜在混合感染，对罕见真菌感染的诊断价值大	检测和分析成本高，分析难度大，尚缺乏公认的报告标准和规范，结果的临床解读较困难

注：MPCR指多重PCR（Multiplex Polymerase Chain Reaction），N-PCR指巢氏PCR（Nested Primers-polymerase Chain Reaction），qPCR指实时荧光定量PCR（Quantitative Real-time PCR），ITA指等温扩增技术（Isothermal Amplification Technology），tNGS指靶向二代测序（Targeted Next-generation Sequencing），mNGS指宏基因组二代测序（Metagenomic Next-generation Sequencing），18S rRNA指18S核糖体核糖核酸（18S Ribosomal RNA），ITS指内源转录间隔区（Internal Transcribed Spacer）。

八、T2磁共振

T2磁共振（T2 Magnetic Resonance，T2MR）是近年来新出现的结合磁共振和PCR技术的念珠菌检测新方法。T2MR最初被美国食品药品监督管理局（Food and Drug Administration，FDA）批准可直接用于检测全血中念珠菌（热带念珠菌、近平滑念珠菌、光滑念珠菌及克柔念珠菌），无需预先进行血培养增菌和核酸提取，具有快速、灵敏度高的特点，检测时长<3小时，检测下限为1～3CFU/mL。新一代的T2MR还能检测全血和皮肤拭子中的耳念珠菌，检测时长<5小时，检测下限<5CFU/mL。目前T2MR尚未在国内应用，但在EORTC/MSG侵袭性真菌病诊断定义中，全血T2MR念珠菌检测阳性可作为疑似念珠菌血流感染的真菌学证据。

（肖玉玲，谢轶）

第三章 抗真菌药物

按照化学结构分类，抗真菌药物主要包括多烯类、唑类、棘白菌素类、嘧啶类及丙烯胺类等。多烯类〔如两性霉素 B、制霉菌素、那他霉素（仅用于敏感真菌引起的眼睑炎、结膜炎和角膜炎，故本书不做阐述）〕能和真菌细胞膜上的麦角固醇结合，破坏麦角固醇的功能。唑类作用于真菌细胞膜，抑制麦角固醇的生物合成。其包括早期的咪唑类和新的三唑类，咪唑类（如酮康唑、咪康唑、益康唑）因安全性差和（或）口服吸收差已很少全身性使用，限局部外用或经阴道给药（本书不再阐述）。棘白菌素类〔如卡泊芬净、米卡芬净、阿尼芬净（Anidulafungin）〕属于脂肽类抗菌药物，作用于真菌细胞壁，是细胞壁成分的 $\beta-(1, 3)-D-$葡聚糖合成酶抑制剂。嘧啶类（如 5-氟胞嘧啶）通过竞争性干扰真菌 DNA 的合成，影响真菌核酸的合成和功能。丙烯胺类（如萘替芬、特比萘芬）特异性抑制真菌角鲨烯环氧化酶，阻碍其细胞膜麦角固醇的生物合成。特比萘芬除了在浅表皮肤癣菌感染中用作一线治疗药物，其对皮下真菌感染及深部真菌感染的治疗也有较多成功的临床应用案例（本书仅讨论深部真菌感染，特比萘芬主要用于治疗浅部真菌感染，故不做详细阐述）。

近年来，美国 FDA 批准了几种新的抗真菌药物，包括艾瑞芬净（Ibrexafungerp，2021 年）、奥替康唑（Oteseconazole，别名奥特康唑，2022 年）、雷扎芬净（Rezafungin，别名瑞扎芬净，2023 年）。处于临床开发后期阶段的有 Fosmanogepix、Opelconazole、Olorofim、Brilacidin，其中 Fosmanogepix 属糖基磷脂酰肌醇（Glycosyl Phosphatidyl Inositol，GPI）抑制剂，Opelconazole 为三唑类吸入制剂，Olorofim 为二氢乳清酸脱氢酶（Dihydroorotate Dehydrogenase，DHODH）抑制剂，Brilacidin 为宿主防御肽（Host Defense Peptide，HDP）模拟物。

抗真菌药物及作用机制见表 3-1。

表 3-1 抗真菌药物及作用机制

类别	药物	作用机制
多烯类	两性霉素 B	结合真菌细胞膜上的麦角固醇，形成抗真菌药物—固醇复合体，损伤细胞膜的通透性，导致细胞内重要物质如钾离子、核苷酸和氨基酸等外漏，破坏细胞的正常代谢从而抑制其生长
	制霉菌素	
唑类	氟康唑	高度选择性抑制 CYP3A 依赖性酶 14α—固醇去甲基化酶（CYP51）作用，从而阻碍真菌细胞膜麦角固醇的生物合成，毒性中间产物 14α—甲基固醇蓄积，导致真菌细胞膜通透性增强和生长抑制
	伊曲康唑	
	伏立康唑	
	泊沙康唑	
	艾沙康唑	
	奥替康唑	
	Opelconazole	
棘白菌素类	米卡芬净	抑制 β—(1, 3)—D—葡聚糖合成酶，导致真菌细胞壁葡聚糖聚合物缺乏，阻碍真菌细胞壁合成，从而使真菌无法对抗渗透压力
	卡泊芬净	
	阿尼芬净	
	艾瑞芬净	
	雷扎芬净	
嘧啶类	5—氟胞嘧啶	可通过渗透酶系统进入真菌细胞，在胞质中经胞嘧啶脱氨酶转化生成 5—氟尿嘧啶，取代 RNA 中的脲嘧啶，抑制真菌核酸和蛋白质合成；阻断胸腺嘧啶合成酶，抑制 DNA 合成
GPI 抑制剂	Fosmanogepix	通过抑制肌醇乙酰转移酶，影响 GPI 锚定的细胞壁成分甘露蛋白的生物合成，导致真菌细胞壁的破坏和免疫细胞对念珠菌的识别增加
二氢乳清酸脱氢酶抑制剂	Olorfim	通过抑制嘧啶合成通路的关键酶二氢乳清酸脱氢酶，阻断真菌细胞中嘧啶的生物合成，发挥抗真菌作用
宿主防御肽模拟物	Brilacidin	作用于真菌细胞膜，增强细胞膜通透性

一、多烯类

（一）两性霉素 B（Amphotericin B，AmB）

1. 药效学：两性霉素 B 对绝大部分的真菌具有抗菌活性，但对葡萄牙念珠菌、土曲霉、尖端赛多孢菌、多育赛多孢菌等无效，皮肤癣菌对其大多耐药。

2. 药动学：胃肠道吸收极少，开发为静脉制剂。两性霉素 B 不稳定，用 pH 值在 4.2 以上的 5％葡萄糖注射液稀释（不可用氯化钠等含电解质的溶液，因可产生沉淀），避光缓慢输注，每次滴注时间 6 小时以上。静脉给药后，其较多地分布在肾、肝、脾，在腹膜腔积液（腹水）、胸膜腔积液（胸水）、滑膜液中的药物浓度为血药浓度的一半，脑脊液与血药浓度比<2％，必要时可鞘内注射。本药体内不经 CYP450 代谢，经肾缓慢排泄，每天有 2％～5％以原形排出，7 天内经尿排出 40％，建议停药 1～2 周内仍需关注血钾水平。本药不易被透析清除。

3. 注意事项：

1）人体的红细胞、肾小管上皮细胞细胞膜均含有胆固醇，其结构与麦角固醇极其相似，可与两性霉素 B 结合，导致溶血、肾损伤等毒性作用。几乎所有使用两性霉素 B 的患者均可出现顽固性低钾血症、不同程度的肾损伤，用药前后及期间动态监测血钾、血肌酐、尿常规、尿量，用药期间常规补钾，当测定的血肌酐升高值具有临床意义时，则需减量或停药，直至肾功能改善。本药所致的低血钾可增强洋地黄类药物（地高辛、去乙酰毛花苷注射液）潜在的洋地黄毒性（心律失常），合用时应监测血钾水平和心功能。

2）两性霉素 B 穿过胎盘，脐带血与母体血清药物浓度比值为 0.38～1.00，动物研究显示生殖毒性，但没有观察到畸形频率增加或对人类胎儿的其他直接或间接有害影响。美国 FDA 妊娠分级为 B 级。权衡利弊后可用于孕妇。

3）虽然没有关于两性霉素 B 乳汁排泄的信息，但由于其蛋白结合率高，分子量大，几乎不被口服吸收，推测婴儿吸收很少。虽然其用药后不良反应较大，但由于目前还没有能够完全取代它的抗真菌药物，所以两性霉素 B 仍然是治疗危重深部真菌感染的首选药物。

4. 脂质制剂：为降低两性霉素 B（也称两性霉素 B 脱氧胆酸盐，Amphotericin B Deoxycholate，D－AmB）的不良反应，将其制成不同的两性霉素 B 脂质制剂，包括两性霉素 B 胆固醇硫酸酯复合物（Amphotericin B Colloidal Dispersion，ABCD，胶状分散体）、两性霉素 B 脂质复合体（Amphotericin B Lipid Complex，ABLC）及两性霉素 B 脂质体（Liposomal Amphotericin B，L－AmB）。L－AmB 血清浓度最高，且被网状内皮系统的巨噬细胞吞噬而更好地分布在肝、脾、肺，但给药 1 周后只有 4.5% 经尿排泄，不适用于尿路感染。给予兔子两性霉素 B 普通制剂日剂量 1mg/kg，或两性霉素 B 脂质制剂日剂量 5mg/kg，连续给药 7 天后测血、脑脊液、脑组织药物浓度，显示无论是否存在脑膜脑炎，两性霉素 B 各类制剂脑脊液与血药浓度比仅为 0～3%，但脑组织浓度明显高于脑脊液浓度，且 L－AmB 的脑组织浓度、血液浓度的绝对值均高于其他制剂（表 3－2）。毒性方面，与 D－AmB 相比，ABCD、ABLC 和 L－AmB 导致 50% 钾（K_{50}）释放所需的药物浓度分别高出 3 倍、5 倍和 1000 倍；在小鼠中，D－AmB、ABCD、ABLC 和 L－AmB 导致 50% 的小鼠死亡（LD_{50}）所需的剂量分别为 2～3mg/kg、36～38mg/kg、40mg/kg、175mg/kg，即 L－AmB 毒性最小。

表 3－2　4 种两性霉素 B 制剂的血液、脑脊液、脑组织浓度

药物浓度		血液（$\mu g/mL$）	脑脊液（$\mu g/mL$）	脑组织（$\mu g/mL$）	脑脊液与血药浓度比（%）	脑组织与血药浓度比（%）
无脑膜炎	D－AmB	1.82±0.07	0.023±0.000	0.33±0.03	1	18
	ABCD	0.85±0.01	0.014±0.007	0.19±0.02	2	22
	ABLC	0.93±0.03	0.022±0.000	0.25±0.02	2	27
	L－AmB	62.9±0.99	0.024±0.001	1.99±0.33	0	3

药物浓度		血液 （μg/mL）	脑脊液 （μg/mL）	脑组织 （μg/mL）	脑脊液 与血药 浓度比 （%）	脑组织 与血药 浓度比 （%）
有脑膜炎	D—AmB	1.41±0.14	0.026±0.001	0.37±0.03	2	27
	ABCD	0.96±0.04	0.033±0.004	0.51±0.08	3	50
	ABLC	0.84±0.05	0.026±0.002	0.35±0.06	3	41
	L—AmB	59.54±0.88	0.031±0.006	1.84±0.12	0	3

（二）制霉菌素

制霉菌素抗菌谱与两性霉素 B 相似，但抗菌作用较弱，口服后胃肠道不吸收，可用于治疗消化道念珠菌病，成人每次 50 万～100 万单位，口服，1 天 3 次，连用 7～10 天。

二、唑类

目前国内可用于临床的三唑类药物有氟康唑、伊曲康唑、泊沙康唑、艾沙康唑（以上 4 种妊娠 3 个月内者避免使用）、伏立康唑（妊娠期禁用），表现出对酵母样真菌、双相真菌的良好活性，对丝状真菌的活性存在差异。

（一）氟康唑（Fluconazole）

1. 药效学：氟康唑对隐球菌和绝大多数念珠菌属（白念珠菌、近平滑念珠菌、热带念珠菌）有较好的抗菌活性，光滑念珠菌对其呈剂量依赖型敏感，克柔念珠菌对其天然耐药。

2. 药动学：氟康唑口服生物利用度高（＞90%），且不受进食、抗酸药及 H_2 受体拮抗剂的影响。氟康唑蛋白结合率低（12%），能够很好地渗透到各种体液中，唾液、痰液中药物浓度与血药浓度相近，脑脊液中药物浓度约为血药浓度的 80%。半衰期长（约 30 小时），为阴道念珠菌病采取单剂治疗提供了依据。经 CYP 代谢少（11%），相互作用少，约 80% 以原形经尿排泄。不同于其他三唑类药物的是，氟康唑可用于泌尿道真菌感染。

3. 注意事项：氟康唑常规日剂量为 200～400mg，负荷剂量首日加倍，400～800mg。使用氟康唑的患者禁止合用西沙比利、阿斯咪唑等已知可延长 QT 间期且经 CYP3A4 代谢的药物。

（二）伊曲康唑（Itraconazole）

1. 药效学：除念珠菌、隐球菌外，相比氟康唑，伊曲康唑增加了对曲霉、马尔尼菲篮状菌、组织胞浆菌、暗色真菌的活性。

2. 药动学：伊曲康唑具有高亲脂性，在水及稀释的胃酸环境中均不易溶解，其剂型包括胶囊、口服液和注射液，不同剂型药动学有差异。伊曲康唑胶囊用于吞咽功能正常的人群，绝对生物利用度最大为 55% 左右，其吸收程度受进食及胃肠道内酸性环境影响，空腹服用导致绝对生物利用度降至 30% 左右，在胃酸降低（如服用质子泵抑制剂、H_2 受体拮抗剂，或疾病引发胃酸缺乏）的患者中吸收减少，建议含脂饮食餐后立即服药（高脂成分增加脂溶性伊曲康唑的溶解度，食物延长药物在胃中的滞留时间），或全脂牛奶送服（高脂成分增加药物溶解度），或碳酸饮料如可乐送服（可乐的低 pH 值可促进药物溶出，糖分延缓胃排空速度，增加药物在胃内的滞留时间）。大部分东方人饮食习惯（米饭＋蔬菜）并不利于伊曲康唑胶囊的吸收，饮食中含水量高，进食后胃酸 pH 值升高，食糜在胃中停留时间缩短，故服用伊曲康唑胶囊时应调整为含水量较少的高脂饮食。伊曲康唑口服液主要用于血液系统肿瘤患者、儿童、口腔和食管念珠菌病患者，因含有增溶剂羟丙基－β－环糊精钠，伊曲康唑溶解度增大，空腹服用的生物利用度可达 55%，不过食物会降低吸收率，故伊曲康唑口服液不应与食物同服，建议服药后至少 1 小时内不要进食。2018 年美国 FDA 批准的超级生物利用度（Super－bioavailable, SUBA）伊曲康唑胶囊，利用 pH 依赖性载体聚合物基质分散活性药物并促进溶出，增加药物在肠道的释放与吸收，其绝对生物利用度高达 90% 以上，且不受胃酸影响。65mg 的 SUBA－伊曲康唑胶囊实现了与 100mg 传统伊曲康唑胶囊的生物等效性。与传统伊曲康唑胶囊相似，食物降低 SUBA－伊曲康唑胶囊生物利用度 22%～27%。伊曲康唑主要在肝脏经 CYP3A4 代谢，伊曲康唑及其活性代谢产物羟基伊曲康唑蛋白结合率高（＞99%），脂溶性极强，组织分布浓度高于血浆浓度（皮肤高于血药浓度 4 倍，肺、肾、肝、骨骼、胃、脾高于血药浓度 2~3 倍），进入脑脊液中的浓度很低。伊曲康唑及其活性代谢产物羟基伊曲康唑经尿排泄少（<1%），故不适用于尿路感染。

重度肾功不全（CrCl<30mL/min）的患者使用静脉制剂时，有发生赋形剂羟丙基－β－环糊精钠蓄积的风险，建议换用口服制剂。伊曲康唑及其活性代谢产物羟基伊曲康唑是 CYP3A4 的强效抑制剂，相互作用可能持续到停药后 1~2 周，在伊曲康唑治疗期间及治疗后 2 周内禁止使用非洛地平、辛伐他汀、决奈达隆、伊伐布雷定、咪唑斯汀、伊利替康、维奈克拉，不推荐使用坦索罗辛、贝达喹啉、利伐沙班、咪达唑仑等经 CYP3A4 代谢的药物，以避免增加合用药物浓度。伊曲康唑也是 CYP3A4 底物，在伊曲康唑治疗前 2 周及治疗期间不推荐使用 CYP3A4 中效或强效诱导剂如利福平、利福布汀、卡马西平，以避免降低伊曲康唑及羟基伊曲康唑的浓度。

（三）伏立康唑（Voriconazole）

1. 药效学：伏立康唑为氟康唑的衍生物，抗菌谱较氟康唑更广。与氟康唑相比，伏立康唑增加了对曲霉、克柔念珠菌、马尔尼菲篮状菌、组织胞浆菌、暗色真菌、镰刀霉菌、尖端赛多孢菌的活性；与伊曲康唑相比，伏立康唑抗曲霉活性更强，增加了对克柔念珠菌、尖端赛多孢菌的活性。

2. 药动学：伏立康唑口服生物利用度高（空腹服用，96%），食物降低其生物利用度 22%，胃酸不影响其吸收。伏立康唑脑脊液浓度是血药浓度的 20%~80%，脑组织浓度是血液浓度的 2 倍，可用于中枢神经系统感染的治疗。伏立康唑主要在肝经 CYP3A4、CYP2C9、CYP2C19 代谢，原形进入尿液的药量甚微（<2%），不宜用于尿路感染。

3. 注意事项：伏立康唑常见肝毒性、精神/神经系统异常、视觉障碍，少见心脏毒性，罕见氟中毒和骨膜炎，长期用药者可见光毒性。中重度肾功不全（CrCl<50mL/min）的患者使用静脉制剂时，有发生赋形剂磺丁－β－环糊精钠蓄积的风险，建议换用口服制剂。伏立康唑既是 CYP3A4、CYP2C9、CYP2C19 的底物又是抑制剂，药物相互作用广泛。

4. 治疗药物监测（Therapeutic Drug Monitoring，TDM）：伏立康唑药代动力学呈非线性特性，血药浓度受患者年龄、胃肠道功能、肝功能、基因多态性及合并用药等影响，个体差异大，有条件的医院宜在 TDM 下调整给药方案。

5. 基因检测：伏立康唑血药浓度个体间差异大，部分原因归于代谢酶 CYP2C19 的基因多态性，CYP2C19 代谢快者浓度降低，代谢慢者浓度增加，参照 CYP2C19 基因多态性调整给药方案。

（四）泊沙康唑（Posaconazole）

1. 药效学：泊沙康唑抗菌谱与两性霉素 B 类似，对两性霉素 B 天然耐药的土曲霉、葡萄牙念珠菌也能覆盖。与伏立康唑相比，增加了对毛霉的活性。

2. 药动学：泊沙康唑为伊曲康唑的衍生物，为难溶性药物（中性和碱性水溶液中溶解度＜1μg/mL），Ⅰ期临床试验显示 1200mg 日剂量的血药浓度药时曲线下面积（Area Under the Concentration－time Curve，AUC）反而低于 800mg 日剂量的 AUC，提示吸收具有饱和性，故没有继续开发普通口服片剂，而是将口服混悬液推向市场。泊沙康唑口服混悬液必须 1 天分次给药，相同日剂量下的血药浓度，200mg qid 优于 400mg bid 优于 800mg qd。泊沙康唑口服混悬液空腹服用吸收差，必须在进餐期间或进餐后立即（20 分钟内）服用，以增加泊沙康唑的吸收，提高血药浓度。泊沙康唑呈弱碱性，胃内 pH 值升高则吸收减少，如可能，尽量避免与质子泵抑制剂、H_2 受体拮抗剂、抗酸药合用。用药依从性差或无法正常进餐的患者应采用泊沙康唑肠溶片或注射剂代替口服混悬液。泊沙康唑肠溶片因包含一种 pH 敏感的高分子材料，可以达到在小肠靶向缓释的效果，无需多次给药，且吸收不受胃酸、质子泵抑制剂、H_2 受体拮抗剂和抗酸药的影响，受饮食影响小，相较于禁食，高脂饮食增加泊沙康唑 C_{max} 和 AUC 16％和 51％。无法正常进餐的患者应选择泊沙康唑注射剂。泊沙康唑通过尿苷二磷酸糖酯化反应进行代谢，经胆汁和粪便排泄（77％以原形从粪便排出），不适用于尿路感染。

3. 注意事项：中重度肾功不全（CrCl＜50mL/min）的患者

使用静脉制剂时，有发生赋形剂磺丁-β-环糊精钠蓄积的风险，建议换用口服制剂。泊沙康唑注射液应通过中心静脉通路给药，缓慢输注 90 分钟以上。泊沙康唑是 CYP3A4 强效抑制剂，可增加经 CYP3A4 代谢的药物的血药浓度。

4. 药物警戒：泊沙康唑肠溶片较口服混悬液 C_{max} 和 AUC 分别提高 3 倍和 4 倍。美国 FDA 警告，泊沙康唑从口服混悬液转换为肠溶片时有药物浓度过高的风险。处方要注意不同剂型对应的剂量不同：泊沙康唑口服混悬液 200mg qid，泊沙康唑肠溶片 300mg qd。

（五）艾沙康唑（Savuconazole）

1. 药效学：艾沙康唑抗菌谱与泊沙康唑相似，覆盖念珠菌、隐球菌、曲霉、毛霉、组织胞浆菌、尖端赛多孢菌、镰刀霉菌、暗色真菌。

2. 药动学：艾沙康唑通常以水溶性前药形式硫酸艾沙康唑口服或静脉注射（372mg 硫酸艾沙康唑相当于 200mg 艾沙康唑），艾沙康唑口服胶囊绝对生物利用度高（98%），且进食及胃酸状况对其吸收无显著影响，故胶囊和注射剂给药剂量相同。鉴于艾沙康唑半衰期长（130 小时），前 48 小时需给予负荷剂量，即成人 200mg q8h，共 6 剂，最后 1 次负荷剂量后 12~24 小时开始维持剂量 200mg qd。艾沙康唑主要通过 CYP3A4、CYP3A5 代谢，并经粪便和尿排泄，以原形进入尿液的药量甚微（<2%），不适用于尿路感染。

3. 注意事项：艾沙康唑静脉输液必须采用串联孔径为 0.2~1.2μm 的过滤器的输液器给药，以过滤未溶解的艾沙康唑细小颗粒，降低输液反应风险。与伏立康唑、泊沙康唑相比，艾沙康唑药物相关不良事件发生率、因药物相关不良事件停药率均降低，药物相互作用明显减弱。但仍需关注艾沙康唑相关肝毒性、心脏毒性，家族性短 QT 综合征患者禁用（艾沙康唑浓度相关地缩短 QTc 间期）。艾沙康唑避免与强效/中效 CYP3A4/CYP3A5 诱导剂（如利福平、利福布汀、卡马西平、依非韦伦、依曲韦林）合用；与 CYP3A4/CYP3A5 底物（如他克莫司、西罗莫司、环孢素）合用时，监测合用药物浓度，根据血药浓度调整合用药物剂量（减量）；与治疗窗窄的 P－糖蛋白底物（如地高辛、达比加群酯）合用时，根据需要调整合用药物剂量（减量）。

三、棘白菌素类

棘白菌素类通过干扰 β－（1，3）－D－葡聚糖合成酶复合体的关键催化亚基 Fks1p 和 Fks2p，消耗细胞壁的葡聚糖交联，致使细胞壁结构明显变弱。由于真菌细胞壁成分及其占比（如葡聚糖）在不同真菌中有所不同，因此，棘白菌素类对不同真菌表现出不同的活性。该类药物包括米卡芬净、卡泊芬净、阿尼芬净等。抗菌谱覆盖念珠菌属、曲霉属、耶氏肺孢子菌包囊，对隐球菌、马尔尼菲篮状菌、毛霉、组织胞浆菌、镰刀菌、尖端赛多孢菌、多育赛多孢菌、毛孢子菌、组织胞浆菌等无效。棘白菌素类是治疗耳念珠菌感染的首选药物，但耐药率持续增加，因此药敏试验很重要。棘白菌素类对生物膜包被的念珠菌保有活性。在类似生物膜包被的情况下，两性霉素 B 和氟康唑的 MIC 可能会增加 10～1000 倍，因为念珠菌生物膜生长时碳水化合物分泌增多，包括 β－（1，3）－D－葡聚糖，直接抑制氟康唑和两性霉素 B 的活性；相比之下，棘白菌素类的 MIC 几乎不受菌株是否有生物膜包被影响。这提示对于假体装置或导管相关的真菌感染，尤其是生物膜包被的复发性念珠菌血流感染，棘白菌素类可能是特别有用的抗真菌药物。棘白菌素类可有效预防耶氏肺孢子菌肺炎，但对既存肺炎疗效有限，可能原因是棘白菌素类的作用靶点 β－（1，3）－D－葡聚糖合成酶只出现在耶氏肺孢子菌生活史的包囊阶段，而非滋养体阶段。因此，棘白菌素类对既存感染的真菌清除作用弱于成熟方法，如复方磺胺甲噁唑。

棘白菌素类口服生物利用度差（＜5％），故仅有静脉制剂；蛋白结合率高（≥97％），故血液透析不能清除，透析后也无需补充剂量；分布广泛，但在脑脊液及脑组织浓度极低，以原形进入尿液的药量少（米卡芬净＜15％，卡泊芬净、阿尼芬净＜2％），不宜用于中枢神经系统、尿路感染。棘白菌素类常见低钾血症、贫血、发热、静脉炎等不良反应。孕妇慎用棘白菌素类。由于棘白菌素类与血浆蛋白结合率≥97％，口服生物利用度差（＜5％，艾瑞芬净除外），因此不太可能到达乳汁并被婴儿吸收。

（一）米卡芬净（Micafungin）

米卡芬净对白念珠菌、热带念珠菌、光滑念珠菌、克柔念珠菌、都柏林念珠菌、葡萄牙念珠菌具有杀菌活性，是侵袭性念珠菌病的首选治疗药物之一，静脉滴注 100～150mg/d。其对曲霉具有抑制效果，但弱于伏立康唑，可作为侵袭性曲霉病的挽救治疗以及预防曲霉病的替代治疗。肝肾功能不全者无需调整剂量。注射用米卡芬净应输注 1 小时以上，更快速地输注可能导致组胺介导的症状，包括皮疹、瘙痒、面部肿胀和血管舒张。米卡芬净在光线下会缓慢分解，如果从配置到输液结束超过 6 小时，应使输液袋避光。

（二）卡泊芬净（Caspofungin）

卡泊芬净的抗菌谱和抗菌活性与米卡芬净相似。其具有三相、非线性药动学特征，首次静脉输注后，组织分布引起血药浓度迅速下降，而后药物由血管外组织逐渐释放回血液并伴随缓慢的肝脏代谢，终末半衰期为 27～50 小时。因此，为使最初血药浓度达到治疗水平并防止药物蓄积，给药策略为首剂给予负荷剂量 70mg qd，随后每天 50mg qd 维持，中度肝功能不全者维持剂量减至 35mg qd，无需对肾功不全者进行剂量调整。其给药 27 天后经肾和粪便排泄量分别占 41% 和 35%，排泄缓慢，停药后仍需关注后续不良反应。棘白菌素类不是 CYP450 代谢或 P-糖蛋白的显著抑制剂或诱导剂，药物相互作用风险总体较低，卡泊芬净相互作用可能性略高于米卡芬净、阿尼芬净，与强诱导剂如利福平、卡马西平、依非韦伦、奈韦拉平合用时，卡泊芬净剂量增加至 70mg/d，而米卡芬净或阿尼芬净不用调整剂量。

（三）阿尼芬净（Anidulafungin）

阿尼芬净的抗菌谱和抗菌活性与米卡芬净、卡泊芬净相似。在各种年龄、体重、性别和疾病状态的患者群体中，阿尼芬净都表现出可预测且相对稳定的线性消除动力学特征。阿尼芬净不被代谢，而是通过缓慢地自发降解来消除，所以终末半衰期也长，为 27～52 小时。需给予一剂负荷剂量以达到快速治疗浓度，即第 1 天单次 200mg 负荷剂量，随后 100mg qd 维持。轻度、中度或重度肝肾功能不全者无需调整剂量。阿尼芬净也报告了与输液有关的不良反应，可能是由组胺介导的，包括皮疹、荨麻疹、面红、瘙痒、呼吸困难及低血压。为减少这些不良反应的发生，阿尼芬净的输注速度不要超过 1.1mg/min。

四、嘧啶类

5-氟胞嘧啶（5-FC）对念珠菌属（克柔念珠菌除外）、隐球菌属以及部分暗色真菌具有抗菌作用。其口服生物利用度高（78%~100%），易通过血-脑屏障，脑脊液与血药浓度比为65%~90%，以原形从尿中排泄。单用易耐药，常与两性霉素 B 联用于隐球菌脑膜炎的诱导治疗，或用于氟康唑耐药的念珠菌尿路感染。孕妇慎用。

五、新的抗真菌药物

（一）奥替康唑（Oteseconazole）

1. 药效学：奥替康唑属四唑类抗真菌药物，机制同三唑类，选择性抑制甾醇 14a-去甲基化酶（CYP51）活性，阻碍麦角固醇的生物合成，从而影响真菌细胞膜的形成和完整性。奥替康唑对氟康唑耐药分离株（包括 FKS 突变的念珠菌）具有强大的活性，目前美国 FDA 批准用于治疗复发性外阴阴道念珠菌病，对根霉菌、毛癣菌和粗球孢子菌等也有抗菌活性。

2. 药动学：奥替康唑胶囊用于阴道念珠菌病的成人剂量如下。第 1 天 600mg，单次口服；第 2 天 450mg，单次口服；从第 14 天开始每周口服 1 次，每次 150mg，持续 11 周（第 2~12 周）。奥替康唑的口服生物利用度高，高脂饮食促进吸收（AUC 0~72 小时增加 36%），建议与食物同服。蛋白结合率高（>99%）、组织分布广泛（分布容积 423L）、与肠道及肝 CYP 酶结合弱等特性，使得中位半衰期长达 76~160 天。药物代谢少，无明显代谢性相互作用，主要以原形经粪便（56%）、尿（26%）排泄。

3. 注意事项：奥替康唑是乳腺癌耐药蛋白（BCRP）抑制剂，与 BCRP 底物（如瑞舒伐他汀）合用，增加这些药物的不良反应风险。在临床试验期间暴露于奥替康唑的孕妇的人体数据有限，可能增加人类婴儿白内障和其他眼部异常的风险，不得用于备孕或妊娠妇女。奥替康唑在治疗后可以在乳汁中保留长达 2 年，哺乳期妇女禁用。

（二）艾瑞芬净（Ibrexafungerp）

1. 药效学：艾瑞芬净属于三萜类新型棘白菌素类抗真菌药物，作用机制同棘白菌素类，通过抑制 $\beta-(1,3)-D-$葡聚糖合成酶，破坏真菌细胞壁的合成，对念珠菌（包括 *FKS* 突变的念珠菌）、曲霉属、肺孢子菌包囊等有抗菌活性，但对曲霉体外抗菌活性略弱于棘白菌素类，对毛霉及镰刀菌效果不佳，结构与棘白菌素类差异大，对靶点亲和力更强，能够保持对棘白菌素类耐药念珠菌的活性，但可变，对唑类耐药念珠菌（白念珠菌、克柔念珠菌、光滑念珠菌）具有高活性。目前美国 FDA 批准用于预防和治疗外阴阴道念珠菌病。虽然其与棘白菌素类作用机制类似，但两者结合位点重叠度不高，因此不易产生交叉耐药性。

2. 药动学：艾瑞芬净片剂用于阴道念珠菌病的成人剂量如下。治疗用药：300mg，口服，1 天 2 次，持续 1 天（2 剂）；预防复发：300mg，口服，1 天 2 次，持续 1 天（2 剂），每月服用 1 次，持续 6 个月。艾瑞芬净生物利用度为 35%～51%，与食物同服 AUC 增加 20%～38%，故可静脉也可口服给药；蛋白结合率高（>99%），组织分布广泛（分布容积 600L），组织浓度高于血药浓度（比值：脾脏 54、肝脏 50、肺 31、骨髓 25、肾脏 20、皮肤 12～18、阴道组织 9、骨骼肌 4），但无法穿透血-脑屏障，不适用于中枢神经系统感染；是 CYP3A4 的底物和 CYP2C8 的可逆性抑制剂，与强效 CYP3A4 抑制剂（如酮康唑、地尔硫䓬）合用时可能需要减少艾瑞芬净的剂量，应避免合用强效或中效 CYP3A 诱导剂；半衰期为 20 小时，90% 经胆汁和粪便排泄（其中 51% 为原形药物），尿液中回收率低（1%）。药物与蛋白质高度结合，预计不可透析清除。

3. 注意事项：艾瑞芬净与多烯类和唑类相比，肝肾毒性更低，药物相互作用少；与棘白菌素类相比，可口服，组织分布更广泛，相互作用多于棘白菌素类，因为艾瑞芬净是 CYP3A4 和 P-糖蛋白的底物和抑制剂。动物研究表明，艾瑞芬净具有潜在的胚胎毒性。美国 FDA 警告，禁止将其用于孕妇。育龄女性每月给药前评估妊娠状态。

（三）雷扎芬净（Rezafungin）

雷扎芬净由阿尼芬净结构修饰而来，通过抑制 β-（1,3）-D-葡聚糖合成酶，破坏真菌细胞壁的合成，对念珠菌（包括 FKS 突变的念珠菌）、曲霉属、肺孢子菌等有抗菌活性，目前批准用于治疗念珠菌菌血症和侵袭性念珠菌病。雷扎芬净作为新一代的棘白菌素类，既保留同类药物的优势，也具有额外的好处，如只需每周给药 1 次，而不像其他棘白菌素类那样每天给药 1 次。推荐用法用量：200mg qw 静脉输注（首剂负荷剂量 400mg）。得益于非常低的清除率 [19mL/（h·kg）]、较长的半衰期（53~150 小时）、较大的分布容积（1360mL/kg），雷扎芬净血药峰浓度高于阿尼芬净、卡泊芬净及米卡芬净 2.6~4.0 倍，且在病变组织比米卡芬净具有更快的积累速度、更长的保留时间，肾、肝、脾和肺与血药浓度比为（4~5）：1，因此该药对于治疗 FKS 突变念珠菌更有优势。雷扎芬净蛋白结合率高（97%）；代谢少，在血浆和粪便（或胆汁）中主要是原形药物，主要经粪便排泄，其次为尿排泄（尿液中主要是羟基化代谢物）。体外和体内研究均显示，雷扎芬净不太可能通过 CYP 底物/转运蛋白途径或者因常见的合用药物而发生药物相互作用，提示合用药物不太可能导致有临床意义的药物相互作用。

雷扎芬净常见肝毒性，具有光敏性，使用期间采取防晒措施。动物研究未发现胎儿或出生后的不良结局，无人类数据。没有关于在母乳喂养期间使用雷扎芬净的信息。由于雷扎芬净与血浆蛋白结合率高，口服生物利用度差，因此不太可能到达乳汁并被婴儿吸收。母亲使用雷扎芬净，不能作为停止母乳喂养的理由。

（四）Fosmanogepix

Fosmanogepix 是一种前体药物，体内分解为活性形式 Manogepix，Manogepix 作用于新靶点，通过抑制肌醇乙酰转移酶，影响糖基磷脂酰肌醇（GPI）锚定的细胞壁成分甘露蛋白（细胞壁完整、黏附、致病性和逃避宿主免疫系统所必需）的生物合成与定位，从而导致真菌细胞壁的破坏和免疫细胞对念珠菌的识别增加，对念珠菌属（除克柔念珠菌）、隐球菌、球孢子菌、赛多孢菌、曲霉属、毛霉、镰刀菌属等均有活性。Fosmanogepix 生物利用度高（>90%），食物不影响吸收，注射剂型和口服剂型可互换，第 1 天 1000mg q12h 静脉滴注，第 2、3 天 600mg qd 静脉滴注，从第 4 天起允许改口服 600～800mg qd。组织分布广泛，相互作用少，半衰期为 2.5 天，主要通过胆道/粪便排泄清除，对肾功不全者可能是安全的，无需调整剂量。

（五）Opelconazole

Opelconazole 是一种新型三唑类药物，经优化可用于吸入给药，以最大限度地提高肺部药物浓度，局部应用可以克服曲霉对唑类药物的耐药性，同时避免全身毒性和药物相互作用。

（六）Olorofim

Olorofim 通过抑制参与嘧啶合成的真菌二氢乳清酸脱氢酶（DHODH）来抑制真菌生长，窄谱，对念珠菌、毛霉无活性，但对曲霉属、镰刀菌、组织胞浆菌、赛多孢子菌具有良好活性。口服生物利用度为 45%，组织分布广泛，但脑组织浓度低，体内被包括 CYP3A4 在内的多种 CYP450 酶代谢，可能易发生药物相互作用。虽然现有证据显示其相对安全，但目前对 Olorofim 的不良反应知之甚少，相关临床研究正在进行中。

（七）Brilacidin

Brilacidin 是一种小分子宿主防御肽（HDP）模拟物，HDP 是短的阳离子两亲肽，根据其正电荷和两亲性直接作用于真菌细胞膜，增强其通透性，非特异性杀菌，不易产生耐药性。值得注意的是，哺乳动物细胞膜（由两亲性磷脂和胆固醇组成，一般呈中性或弱负电性）与真菌细胞膜（由两亲性磷脂和麦角固醇组成，通常带负电荷）的差异性是 HDP 能够对真菌而非哺乳动物细胞膜具有选择性的重要原因之一。Brilacidin 是一种有前途的 HDP 模拟物，先前表现出对细菌和病毒的广谱免疫调节/抗炎活性，在抗真菌方面，Brilacidin 作为细胞膜通透性增强剂，能增强卡泊芬净对烟曲霉、念珠菌和卡泊芬净天然耐药新型隐球菌的作用，增强唑类药物对烟曲霉的作用，增强泊沙康唑对毛霉的作用，为对抗耐药真菌提供了新的思路。

主要参考文献

[1] Groll AH, Giri N, Petraitis V, et al. Comparative efficacy and distribution of lipid formulations of amphotericin B in experimental *Candida albicans* infection of the central nervous system [J]. J Infect Dis, 2000, 182 (1): 274−282.

[2] Adler−Moore JP, Proffitt RT. Amphotericin B lipid preparations: what are the differences [J]. Clin Microbiol Infect, 2008, 14 (Suppl 4): 25−36.

[3] Ezzet F, Wexler D, Courtney R, et al. Oral bioavailability of posaconazole in fasted healthy subjects: comparison between three regimens and basis for clinical dosage recommendations [J]. Clin Pharmacokinet, 2005, 44 (2): 211−220.

[4] Krishna G, Moton A, Ma L, et al. Pharmacokinetics and absorption of posaconazole oral suspension under various gastric conditions in healthy volunteers [J]. Antimicrob Agents Chemother, 2009, 53 (3): 958−966.

[5] Maertens JA, Raad II, Marr KA, et al. Isavuconazole versus voriconazole for primary treatment of invasive mould disease caused by *Aspergillus* and other filamentous fungi (SECURE): a phase 3, randomised−controlled, non−inferiority trial [J]. The Lancet, 2016, 387 (10020): 760−769.

[6] VanMatre ET, Evans SL, Mueller SW, et al. Comparative evaluation of isavuconazonium sulfate, voriconazole, and posaconazole for the management of invasive fungal infections in an academic medical center [J]. Ann Clin Microbiol Antimicrob, 2019, 18 (1): 13.

[7] De SK. Oteseconazole: First approved orally bioavailable and selective CYP51 inhibitor for the treatment of patients with recurrent vulvovaginal candidiasis [J]. Curr Med Chem, 2023, 30 (37): 4170−4175.

[8] Ayoubi LWE, Allaw F, Moussa E, et al. Ibrexafungerp: a narrative overview [J]. Curr Res Microb Sci, 2024 (6): 100245.

[9] Zhao Y, Perlin DS. Review of the novel echinocandin entifungal rezafungin: animal studies and clinical data [J]. J Fungi (Basel), 2020, 6 (4): 192.

[10] Ong V, Wills S, Watson D, et al. Metabolism, excretion, and mass balance of [14C] −Rezafungin in animals and humans [J]. Antimicrob Agents Chemother, 2022, 66 (1): e0139021.

[11] Almajid A, Bazroon A, Al－Awami HM, et al. Fosmanogepix: the novel anti－fungal agent's comprehensive review of *in Vitro*, *in Vivo*, and current insights from advancing clinical trials [J]. Cureus, 2024, 16 (4): e59210.

[12] Dos Reis TF, de Castro PA, Bastos RW, et al. A host defense peptide mimetic, brilacidin, potentiates caspofungin antifungal activity against human pathogenic fungi [J]. Nat Commun, 2023, 14 (1): 2052.

[13] Diehl C, Pinzan CF, de Castro PA, et al. Brilacidin, a novel antifungal agent against *Cryptococcus neoformans* [J]. mBio, 2024, 15 (7): e0103124.

（肖桂荣，刘真真，叶慧，秦家元，吕晓菊，宗志勇）

第四章 酵母及酵母样真菌

一、念珠菌病

（一）白念珠菌感染

白念珠菌（*Candida albicans*）是一种条件致病性真菌，通常存在于人体黏膜和皮肤的正常菌群之中，但在某些条件下可引起感染。以下是关于白念珠菌的简要介绍。

1. 分类学：白念珠菌属于真菌界（Fungi）、子囊菌门（Ascomycota）、酵母纲（Saccharomycetes）、酵母目（Saccharomycetales）、德巴酵母科（Debaryomycetaceae）、念珠菌属（*Candida*）。

2. 常见生存环境和人体部位：白念珠菌是一种条件致病性酵母，它在自然环境中广泛分布（包括土壤、水体和空气），同时也是人体正常菌群的一部分，主要存在于人体的皮肤、口腔、消化道和生殖道等部位，尤其是温暖潮湿的部位。它通常与人体的其他微生物共生，不引起宿主疾病。

3. 常见感染部位：白念珠菌引起的感染可以是局部性感染，如口腔（鹅口疮）、阴道、皮肤、肠道、尿道等的念珠菌病；也可以是全身性感染，如念珠菌菌血症、腹腔或颅内侵袭性念珠菌病等。这些感染通常在免疫功能低下的人群中更为常见，也常见于肠穿孔后继发性腹膜炎、留置侵入性管路（如导尿管、中心静脉置管）等情况。

4. 危险因素。

1）免疫系统功能障碍：人类免疫功能缺陷病毒（Human Immunodeficiency Virus，HIV）感染或艾滋病（Acquired Immune Deficiency Syndrome，AIDS）、免疫抑制治疗（如器官移植后或自身免疫疾病治疗、癌症化疗或放疗等）、先天性免疫功能缺陷（如粒细胞缺乏症、高 IgE 综合征等）等。

2）皮肤黏膜等处微生物菌群失衡：长期或过量使用抗菌药物、口腔卫生不良、使用影响菌群的药物。

3）激素变化：高糖饮食，特别是在血糖控制不佳的糖尿病患者中；性激素变化，如怀孕，可能会影响阴道的微生物群。

4）屏障破坏：中心静脉导管或导尿管长期留置，肠穿孔、肠道手术或其他影响肠道屏障的手术等。

5）基因缺陷：某些遗传性疾病，如 STAT1 信号通路的缺陷，可能会导致慢性黏膜念珠菌病；Dectin－1 受体缺乏，Dectin－1 参与了真菌识别和宿主防御等。

6）不同感染部位的危险因素如下。

（1）口腔念珠菌病（鹅口疮）：穿戴假牙、干燥综合征或唾液分泌减少、吸烟、局部使用皮质类固醇治疗。

（2）阴道念珠菌病：怀孕、高糖饮食或未控制的糖尿病、使用含有雌激素的避孕药或激素替代疗法、不透气的服装。

（3）侵袭性念珠菌病：重症监护病房（Intensive Care Unit，ICU）住院、使用广谱抗菌药物、肠道手术、中心静脉导管或其他侵入性医疗器械、免疫抑制疗法。

5. 诊断：诊断白念珠菌感染通常依赖于临床表现、实验室检查以及病理学检查。

1）镜检。

（1）湿涂片：使用生理盐水或 10％氢氧化钾溶液涂片，直接观察念珠菌的菌丝和（或）酵母细胞。

（2）革兰染色：虽然主要用于细菌，但有时也可用于真菌的初步识别。

（3）特殊染色：如免疫荧光染色、棉蓝染色和 PAS，可以帮助观察真菌的特定结构，提高检出率。

2）培养。

（1）普通培养基：如沙氏葡萄糖琼脂，是培养真菌的常规选择，但不具有选择性。

（2）选择培养基：如 CHROMagar Candida 产色培养基，不仅能培养出念珠菌，还可以通过不同念珠菌种类的颜色差异进行初步鉴定。

（3）MALDI－TOF MS：适用于纯化菌落念珠菌种的快速鉴定。

3）分子生物学检测。

（1）PCR：可以快速地检测特定的念珠菌 DNA 序列，具有高度的灵敏度和特异性。

（2）qPCR：提供定量的结果，可以评估感染的严重程度。

（3）一代测序：如 *18S rRNA* 基因的 ITS 区域或其他基因的序列分析，用于鉴定不同类型的真菌。

（4）mNGS：非靶向核酸扩增，与数据库比对得到病原体 reads 信息，可同时鉴定多种微生物，包括未知或难以培养的物种。当其他手段不能明确诊断时，该方法用于辅助检查。

（5）tNGS：靶向核酸扩增，通常使用 *18S rRNA*、*ITS* 作为靶基因进行针对性测序，有助于微量病原体的检测。当其他手段不能明确诊断时，该方法用于辅助检查。

4）血清学检查。

（1）抗原检测：如甘露聚糖抗原检测，可以用于侵袭性念珠菌病的诊断。G 试验是另一种可检测念珠菌抗原的方法，但需注意假阳性和假阴性问题。

（2）抗体检测：检测人体对白念珠菌感染产生的免疫反应，主要测量血清中特定 IgG、IgM 和免疫球蛋白 A（Immunoglobulin A，IgA）抗体。但由于交叉反应和个体差异，此方法特异性不高。这些检测通常不用于急性诊断，因为抗体水平的升高可能延迟，并且在有念珠菌定植的情况下或过去的感染中也可能检测到抗体。IgG 抗体检测通常用于评估慢性、复发性或侵袭性念珠菌感染。慢性黏膜念珠菌病患者血清中的 IgG 水平可能会增高。而 IgM 抗体可能反映更近期的感染。IgA 抗体检测可以用于某些黏膜感染的诊断。

5）病理组织活检：诊断真菌病的确诊证据，意义重大。经真菌特殊染色，组织中更容易发现病原真菌。组织中，念珠菌表现为薄壁的卵圆形酵母细胞，$3 \sim 6 \mu m$ 大小，可见芽生孢子、菌丝。HE 染色一般不着色，PAS 呈红色，高锰酸钾-戈莫里银染色（Grocott-Gomori's Methenamine Silver Stain，GMS）呈黑色。

念珠菌病实验室诊断方法对比见表 4-1。

表 4-1　念珠菌病实验室诊断方法对比

诊断方法	检测名称	原理及方法	优点	缺点
镜检	KOH 湿片	使用 10% KOH 溶解细胞组织，但不溶解真菌细胞壁	快速简便，能清晰观察到酵母细胞和菌丝	无法提供真菌种类的特异性识别
	革兰染色	利用革兰染色染色真菌细胞壁（主要用于细菌染色）	染色效果好，细胞结构清晰	染色过程较复杂，无法提供真菌种类的特异性识别
	荧光染色法（也可用于真菌石蜡切片的特殊染色）	荧光素与真菌细胞壁多糖结合，细胞壁发出蓝绿色荧光	高灵敏度，快速诊断，适用于复杂标本中的真菌检测	需要特定设备，成本较高
培养	常规培养	使用沙氏葡萄糖琼脂等培养基鉴定，不具有选择性	成本低，操作简单，适合大多数实验室环境	培养周期较长，鉴定特异性有限
	显色培养	使用 CHRO Magar Candida 等显色培养基鉴定白念珠菌，具有一定的选择性	快速区分不同念珠菌属，菌落颜色变化便于观察	成本较高，需要特定的培养基
	玻片培养	在玻片上直接接种白念珠菌，并在恒温条件下培养	直接观察菌丝和酵母形态的转换，快速诊断	技术要求较高
	MALDI-TOF MS	激光电离微生物分子，质谱分析确定病原体	高度精确和快速，可在数分钟内鉴定	需要昂贵的设备和专业操作，高度依赖数据库

诊断方法	检测名称	原理及方法	优点	缺点
核酸诊断	PCR	利用特异性引物扩增白念珠菌的DNA区域	快速、灵敏,适合从微量样本中检测到特定DNA片段	需要精确的引物,可能会受到污染影响,需实验室具备相应条件
	qPCR	在PCR基础上,实时监测扩增过程,利用荧光标记量化DNA的扩增	提供快速的定量结果,灵敏度高,可以实时监测扩增情况	成本较高,需要专业设备和操作技能
	一代测序	分析特定基因片段(如PCR扩增后的DNA片段)的DNA序列,与数据库比对进行物种级别的准确鉴定	提供高度精确的物种鉴定	过程较为烦琐,需要专业的技术知识和设备,成本相对较高
	mNGS	非靶向核酸扩增,与数据库比对得到病原体reads信息	可同时鉴定多种微生物,包括未知或难以培养的物种	假阳性:污染、非特异性扩增、引物二聚体等可能引起;假阴性:数据库未覆盖该病原体
	tNGS	靶向核酸扩增,通常使用18S rRNA、ITS作为靶基因进行针对性测序	扩增后再进行测序,有助于微量病原体的检测	数据库尚不完善,无法检测引物设计中未囊括的病原体;扩增后再进行测序,且测序区域片段长度不均匀,会导致真菌类群相对丰度的偏倚
血清学检查	甘露聚糖抗原检测	检测血清中的甘露聚糖抗原,甘露聚糖是白念珠菌细胞壁的组成部分	可以早期检测到感染,对白念珠菌感染具有较好的灵敏度	交叉反应可能导致假阳性结果,尤其在与其他真菌共感染时
	G试验	检测血清中的β—D—葡聚糖,其是白色珠菌细胞壁的组成部分	对早期诊断有帮助,灵敏度和特异性相对较高	可能存在交叉反应
	抗体检测	通过ELISA等技术检测针对白念珠菌特定成分的抗体(主要测量血清中特定IgG、IgM和IgA抗体)	可以帮助评估感染后的免疫反应,有助于监测疾病进展	抗体水平受多种因素影响,难以区分过去感染与当前活跃感染

诊断方法	检测名称	原理及方法	优点	缺点
病理诊断（真菌特殊染色）	GMS	通过高碘酸氧化使真菌细胞壁内的黏多糖暴露出醛基，醛基将六胺银还原为黑色的金属银，以在显微镜下清晰显示真菌结构	高对比度，能清晰显示真菌结构	技术操作复杂
	PAS	通过对真菌细胞壁中的多糖染色，使真菌在显微镜下呈现红色至紫红色，以便于观察和识别真菌结构	高对比度，能清晰显示真菌结构	染色过程较复杂，可能与其他多糖结构产生交叉反应
	GF 染色	特异性染色真菌多糖，以便于观察和识别真菌结构	高对比度，能清晰显示真菌结构	染色和观察需要较高的技术水平和丰富的经验

注：ELISA 指酶联免疫吸附试验（Enzyme-linked Immunosorbnent Assay），GF 染色指 Gridley's 真菌染色（Gridley's Fungus）。

不同来源标本送检病原学有不同的意义。

口腔及咽拭子：用于诊断口腔念珠菌病，但因为健康人也有念珠菌定植，所以阳性结果需要结合患者是否处于免疫受限状态和临床症状评估。

痰液及 BALF：因上呼吸道为念珠菌正常定植部位，且念珠菌毒力弱常难以导致肺炎（除非经血播散到肺），痰液、BALF 等呼吸道标本查见念珠菌不是感染依据，除非患者处于严重的免疫抑制状态。

阴道分泌物：对阴道念珠菌病具有较高的诊断价值。

粪便：可以反映肠道念珠菌的定植情况或者继发的肠道二重感染，但通常不代表侵袭性感染。

血培养：诊断侵袭性念珠菌病的"金标准"。

尿：尿路念珠菌感染的诊断依赖于尿液培养，但需要区分是感染、定植还是污染，尤其是留置导尿管的患者常见有念珠菌定植，因此对导尿管相关尿路感染应注意患者是否有发热、肾区（肋脊角）疼痛或叩痛、膀胱区（耻骨上）压痛等尿路感染症状

（留置导尿管时通常没有尿频、尿急、尿痛等尿路刺激症状），而对于肾移植、脊柱损伤或大面积烧伤的患者，其尿路感染常不典型，可能只表现为全身不适而找不到其他原因，肌肉痉挛加重或者自主神经反射亢进，不应直接留取尿袋中尿液送检。对于没有症状但尿培养分离出念珠菌者，除非血培养也分离出念珠菌，否则为无症状菌尿，并非感染。此外，还要注意留置导尿管的患者查尿常规中白细胞增加也不代表有尿路感染，而可能反映的是机体对导尿管的排斥反应、创伤等其他导致炎症的情况。

其他体液和生物组织：如脑脊液、心内膜、腹水等，阳性培养结果通常表明深部组织的侵袭性感染，但需要排除来自皮肤的污染。

在实际临床工作中，要根据患者的具体症状和体征，选择合适的诊断方法，并结合实验室检查结果和临床信息综合判断。对于侵袭性念珠菌病的诊断，通常需要多种方法相结合以提高诊断的准确性。

6. 抗感染治疗：除治疗和控制基础疾病外，对于局部感染可考虑改善局部皮肤黏膜环境。对于病原体清除应选择抗真菌药物。由于白念珠菌对氟康唑耐药较少见（通常为 2%～10%），因此其引起的轻中度感染通常首选氟康唑等唑类药物治疗，而出现感染性休克等重症感染时则首选棘白菌素类。

抗真菌药物选择原则：对于局部感染可选择局部使用唑类药物的膏剂、栓剂等，系统性感染需要静脉给药或序贯口服；抗真菌治疗前应尽可能留取真菌培养以确定合适的抗真菌药物或便于后期调整药物；严重感染或免疫抑制患者可能需要更长的治疗疗程和（或）更高剂量的药物；治疗期间应监测可能出现的不良反应和药物相互作用；需注意用药选择和剂量以及患者的肝肾功能。以下是针对不同部位的白念珠菌感染提出的一般治疗建议。

1）阴道念珠菌病。

（1）单纯性阴道念珠菌病：氟康唑 150mg 口服单剂量。

（2）复杂性阴道念珠菌病（如复发性或严重感染）：氟康唑口服，150mg，第 1 天 1 次，然后第 3 天和第 7 天再次给药，之后每周 1 次，150mg，持续 6 个月作为维持治疗。若氟康唑不敏感，可考虑制霉菌素栓剂 10 万～20 万 U 阴道给药，每晚 1 次，连续 2 周。

2）口腔念珠菌病：制霉菌素悬浮液，每次 4~6mL，每天 4 次，保持在口腔中数分钟后吐出，疗程 7~14 天。也可使用氟康唑 100~200mg/d，口服，持续 7~14 天。

3）食管念珠菌病：氟康唑 200~400mg/d，口服或静脉注射，疗程通常为 14~21 天。

4）侵袭性念珠菌病（如血流感染）：对于敏感菌株，氟康唑 800mg（12mg/kg）首剂，随后 400mg（6mg/kg）每天 1 次。对于疑似或已知耐药菌株或危及生命的重症感染，可用棘白菌素类（卡泊芬净、米卡芬净或阿尼芬净）。

5）念珠菌性尿路感染：对于非侵袭性念珠菌尿路感染，氟康唑 200~400mg/d。棘白菌素类尿道浓度极低，通常不用于治疗尿路感染。

6）念珠菌性皮肤感染：通常使用局部抗真菌药膏，如克霉唑、咪康唑或酮康唑等，局部用于受感染区域。

7. 预防：减少感染机会，增强宿主的防御机制。

1）保持健康的饮食和生活方式。

2）维持良好的个人卫生，避免湿疹和皮肤损伤。

3）对于女性，避免过度清洁阴道区域，这可能会破坏自然菌群平衡。

4）避免滥用抗菌药物，以避免破坏正常菌群，这可能会为念珠菌过度生长创造条件。

5）免疫受限的人群应治疗/控制基础疾病，特殊情况下可预防性抗真菌治疗。如 HIV/AIDS 患者或正在接受化疗的癌症患者应严格遵循医生的指导来预防感染。对于糖尿病患者，控制血糖水平是预防念珠菌感染的关键。对于免疫受限患者，需要注意对口腔、口咽等部位的查体，以做到早发现、早处理。

6）在医院和其他医疗设置中实施严格的感染控制措施，包括手卫生和使用抗菌物品。谨慎进行侵入性医疗操作。对于留置导管的患者每天评估其留置的必要性，无必要则尽早拔除。

主要参考文献

［1］Sobel JD. Recurrent vulvovaginal candidiasis［J］. Am J Obstet Gynecol,

2016，214（1）：15－21.

［2］ Fisher JF，Sobel JD，Kauffman CA，et al. *Candida* urinary tract infections—diagnosis ［J］. Clin Infect Dis，2011，52（Suppl 6）：S457－S466.

［3］ Ilkit M，Durdu M. Strategies to improve the diagnosis and clinical treatment of dermatophyte infections ［J］. Expert Rev Anti Infect Ther，2012，10（6）：675－685.

［4］ Gupta K，Hooton TM，Naber KG，et al. International clinical practice guidelines for the treatment of acute uncomplicated cystitis and pyelonephritis in women：a 2010 update by the Infectious Diseases Society of America and the European Society for Microbiology and Infectious Diseases ［J］. Clin Infect Dis，2011，52（5）：e103－120.

［5］ Pappas PG，Kauffman CA，Andes DR，et al. Clinical practice guideline for the management of candidiasis：2016 Update by the Infectious Diseases Society of America ［J］. Clin Infect Dis，2016，62（4）：e1－50.

［6］ Brown GD，Denning DW，Gow NA，et al. Hidden killers：human fungal infections ［J］. Sci Transl Med，2012，4（165）：165rv13.

［7］ Pfaller MA，Diekema DJ. Epidemiology of invasive Candidiasis：a persistent public health problem ［J］. Clin Microbiol Rev，2007，20（1）：133－163.

［8］ Lionakis MS，Netea MG，Holland SM. Mendelian genetics of human susceptibility to fungal infection ［J］. Cold Spring Harb Perspect Med，2014，4（6）：a019638.

［9］ Berkow EL，Lockhart SR. Fluconazole resistance in *Candida* species：a current perspective ［J］. Infect Drug Resist，2017，10：237－245.

（刘焱斌，白浪）

（二）热带念珠菌、光滑念珠菌、近平滑念珠菌感染

念珠菌病是临床上最常见的真菌感染疾病，从致病情况分析主要分为皮肤黏膜念珠菌病和深部器官念珠菌病。近年来，由于抗真菌药物的普遍使用，病原菌耐药性不断升高，一些非白念珠菌（Non－albicans *Candida*，NAC）物种的临床感染率逐年增加，如热带念珠菌（*Candida tropicalis*）、光滑念珠菌（*Candida glabrata*）和近平滑念珠菌（*Candida parapsilosis*）

等。热带念珠菌、光滑念珠菌、近平滑念珠菌是引起人类疾病的常见定植菌和病原真菌，主要在人类皮肤、胃肠道和女性泌尿生殖道存在，也是重要的念珠菌菌血症和播散性念珠菌病的病原菌。近年来，分子鉴定技术迅速发展，人们根据种系发生特征命名了一些菌种复合体，如近平滑念珠菌复合体包括近平滑念珠菌（*C. parapsilosis*）、拟平滑念珠菌（*C. orthopsilosis*）、似平滑念珠菌（*C. metapsilosis*）、长孢洛德酵母（*Lodderomyces elongisporus*）。光滑念珠菌复合体包括 *C. glabrata*、*C. bracarensis*、*C. nivariensis* 等。

1. 分类学：热带念珠菌和近平滑念珠菌均属于真菌界（Fungi）、子囊菌门（Ascomycota）、酵母纲（Saccharomycetes）、酵母目（Saccharomycetales）、德巴酵母科（Debaryomycetaceae）、念珠菌属（*Candida*）。

光滑念珠菌最早命名为光滑隐球菌，之后更名为光滑球拟酵母，最后确定为光滑念珠菌。念珠菌属属于多系群（Polyphyletic Group），虽然各物种在形态学和生态学特征上有相似之处，但分子系统学证据显示，念珠菌属中的成员并不起源于共同的祖先，而是来自不同的进化分支，部分物种与其他酵母属的关系更为密切。其中，光滑念珠菌在分子进化上更接近非病原体——酿酒酵母，而不是白念珠菌。

2. 常见生存环境和人体部位：热带念珠菌在自然界分布广泛，是人类皮肤、口腔、消化道的常见定植菌。热带念珠菌是一种重要的条件致病菌，能够引起医院感染，是仅次于白念珠菌的第二常见分离种。光滑念珠菌可定植于健康人类的胃肠道和皮肤表面，是一种条件致病菌。近平滑念珠菌复合体亦为人体皮肤表面、生殖道、消化道的正常定植菌群，是一种机会致病菌，容易造成机会性自身感染，同时容易通过手进行院内传播，也是侵袭性念珠菌病的常见病原之一。

3. 常见感染部位：中国医院侵袭性真菌病监测网针对 65 所医院 5 年 8829 株念珠菌临床分离株的数据显示，4 种最常见的念珠菌依次为白念珠菌（44.9%）、近平滑念珠菌复合体（20.0%）、热带念珠菌（17.2%）、光滑念珠菌复合体（10.8%）。

热带念珠菌是引起人类疾病常见的定植菌和病原真菌，主要在人类皮肤、胃肠道和女性生殖泌尿道中存在。它是重要的念珠菌菌血症和播散性念珠菌病的病原，为先天性免疫功能缺陷患者的机会致病菌，亦可在新生儿及术后感染患者中发生播散性感染。

光滑念珠菌是成年人医院感染的常见病原真菌之一，从全球范围来看，光滑念珠菌菌血症约占所有念珠菌相关的全身性血液感染的15%。在从尿液分离出的病原真菌中，光滑念珠菌是仅次于白念珠菌的第二常见病原真菌。该菌可导致外阴阴道念珠菌病。大约70%的口腔念珠菌病患者是光滑念珠菌和白念珠菌混合感染。

近平滑念珠菌复合体可以导致皮肤指（趾）甲感染，也可以引起心内膜炎、眼内炎、腹膜炎和真菌菌血症等。近平滑念珠菌复合体是念珠菌菌血症中第二常见的念珠菌，是最常从人手中分离出来的真菌之一，在住院患者通常无菌的部位分离出来的念珠菌中第二常见，仅次于白念珠菌。

4. 危险因素：侵袭性念珠菌感染最常引起念珠菌菌血症，念珠菌菌血症主要发生于免疫功能受损患者和需要重症监护的患者。有极大可能发生念珠菌菌血症的免疫功能受损患者包括血液系统恶性肿瘤患者、实体器官或造血干细胞移植受者、因各种疾病使用化疗药物的患者。在这些情况下，中性粒细胞减少很常见，且大多数移植受者还在使用糖皮质激素。这些患者中的其他危险因素包括化疗药物，尤其是可导致广泛胃肠道黏膜损伤的药物，广谱抗菌药物和中心静脉导管。

在大多数医院，ICU患者在念珠菌菌血症病例中占比最大。外科病房，尤其是收治创伤和烧伤患者的病房及新生儿病房的念珠菌感染率最高。其他常与ICU患者发生念珠菌菌血症和侵袭性念珠菌病相关的危险因素包括：①中心静脉导管；②全胃肠外营养；③广谱抗菌药物；④急性生理和慢性健康状况评估得分高；⑤急性肾损伤，特别是需要血液透析；⑥既往手术，尤其是腹部手术；⑦胃肠道穿孔和吻合口漏。

热带念珠菌似乎在中性粒细胞减少症中显示出更高的传播潜力。光滑念珠菌与其他念珠菌种类类似，近平滑念珠菌感染归因于多种危险因素，包括其在高营养溶液中的选择性生长能力及其定植血管内装置和假体材料的能力。此外，需要长期使用中心静脉导管或留置装置的患者（如肿瘤患者），感染近平滑念珠菌的风险增加。与其他非白念珠菌物种相比，近平滑念珠菌所致低出生体重新生儿死亡率高得多，有时与白念珠菌相当。

5. 诊断：诊断热带念珠菌、光滑念珠菌、近平滑念珠菌感染通常依赖于临床表现、实验室检查以及病理学检查。具体诊断实验室方法同白念珠菌章节。

热带念珠菌、光滑念珠菌、近平滑念珠菌均可通过在CHROMagar 显色平板、血清芽管试验、玉米－吐温 80 琼脂、沙氏肉汤、沙氏葡萄糖琼脂的生长情况进行初步鉴定。念珠菌显色培养基有助于临床快速鉴别常见热带念珠菌、白念珠菌、光滑念珠菌和克柔念珠菌。热带念珠菌菌落为蓝色，光滑念珠菌菌落呈现白色、粉红色或紫色，近平滑念珠菌菌落为无色，白念珠菌菌落呈现蓝绿色。

热带念珠菌、光滑念珠菌、近平滑念珠菌菌属特征见表 4－2。

表 4－2　热带念珠菌、光滑念珠菌、近平滑念珠菌菌属特征

念珠菌属	显微镜下形态，玉米－吐温 80 琼脂 25℃生长	念珠菌显色平板	生长			血清芽管试验	脲酶（25℃）
			沙氏肉汤	25℃加放线菌酮	37℃沙氏葡萄糖琼脂		
热带念珠菌	沿假菌丝遍生芽生孢子、轮生、分枝或短链	铁蓝、湖蓝色	表层有薄菌膜，有气泡	OV	＋	0	0
近平滑念珠菌	沿弯曲假菌丝产生芽生孢子，多分支树样假菌丝	无色	表层不生长	0	＋	0	0
光滑念珠菌	无假菌丝，菌体小，末端出芽	白色或紫红色	表层不生长	0	＋	0	0

注：＋，阳性；0，阴性；V，结果可变。

6. 抗感染治疗：不同研究显示热带念珠菌氟康唑耐药率在10%～30%，但其对棘白菌素类及两性霉素 B 仍然高度敏感。根

据美国实验室标准化委员会规则，光滑念珠菌对氟康唑无敏感折点，而是用剂量依赖型敏感（Susceptible－dose Dependent，SDD）代替。一项国内多中心调查表明，光滑念珠菌 14.3％菌株对氟康唑耐药，11.6％菌株对氟康唑和伏立康唑同时耐药。近平滑念珠菌复合体对卡泊芬净、两性霉素 B、5－氟胞嘧啶敏感度高，近平滑念珠菌对氟康唑的耐药率相对较高，而拟平滑念珠菌和似平滑念珠菌对唑类敏感。用于治疗念珠菌病常用的抗真菌药物见表 4－3。

表 4－3　用于治疗念珠菌病常用的抗真菌药物

抗真菌药物	非白念珠菌药物敏感性			
	白念珠菌	热带念珠菌	光滑念珠菌	近平滑念珠菌
多烯类	阻断真菌细胞膜合成			
两性霉素 B	S	S	S－I	S
唑类	抑制麦角固醇合成			
氟康唑	S	S	SDD－R	S
伊曲康唑	S	S	SDD－R	S
伏立康唑	S	S	S	S
泊沙康唑	S	S	S	S
5－氟胞嘧啶	抑制 DNA 和蛋白质合成			
棘白菌素类	S	S	S	S
卡泊芬净	S	S	S	S

注：S，敏感；I，中介/中等敏感；R，耐药；SDD，剂量依赖性敏感。

关于抗真菌药物选择基本原则以及不同部位念珠菌感染推荐用药，在白念珠菌章节已介绍，表 4－4 中列出了侵袭性念珠菌所致疾病、基础疾病或危险因素、主要涉及的念珠菌属、临床过程、初始治疗方案、维持治疗方案以及总疗程。

7. 预防：减少感染机会，增强宿主的防御机制。具体预防措施见白念珠菌章节。

表4-4　侵袭性念珠菌所致疾病、基础疾病或危险因素、主要涉及的念珠菌属、临床过程、初始治疗方案、维持治疗方案以及总疗程

所致疾病	基础疾病或危险因素	主要涉及的念珠菌属	临床过程	初始治疗方案（*提示需要外科干预）	维持治疗方案以及总疗程
原发性腹膜炎	终末期肾病，肾病综合征，腹膜透析	白念珠菌>克柔念珠菌>光滑念珠菌	急性	棘白菌素类+氟康唑或两性霉素B脂质体	氟康唑（总疗程2~4周）
继发性腹膜炎	腹部创伤或手术，胆道异常	白念珠菌>光滑念珠菌>热带念珠菌	急性	棘白菌素类+氟康唑或两性霉素B脂质体*	氟康唑（总疗程2~4周）
腹腔脓肿	胆管和胰管异常	白念珠菌>光滑念珠菌>热带念珠菌	急性/亚急性	氟康唑、两性霉素B脂质体、棘白菌素类+氟康唑*	氟康唑（总疗程2~4周）
感染性胰腺坏死	慢性胰腺炎，胆道异常	白念珠菌>光滑念珠菌	急性	氟康唑±棘白菌素类或两性霉素B脂质体*	氟康唑（总疗程2~4周）
肾盂肾炎或肾脏真菌球	老年人、女性、糖尿病、抗生素使用，尿路梗阻和手术，引流装置	白念珠菌>光滑念珠菌>热带念珠菌	急性	氟康唑或两性霉素B脱氧胆酸盐或两性霉素B脂质体+棘白菌素类*	氟康唑（总疗程2周）
右侧天然瓣膜心内膜炎	腹部外科手术，静脉吸毒成瘾，心血管植入式电子设备	白念珠菌>近平滑念珠菌>光滑念珠菌	急性/亚急性	棘白菌素类、两性霉素B脂质体*、氟康唑	氟康唑（总疗程6周）
左侧天然瓣膜心内膜炎	感染性心内膜炎病史，腹部外科手术、静脉吸毒成瘾、恶性肿瘤	白念珠菌>近平滑念珠菌>光滑念珠菌	急性/亚急性	棘白菌素类±两性霉素B脂质体*	氟康唑（总疗程6个月）
人工瓣膜心内膜炎	人工瓣膜置换后	白念珠菌>近平滑念珠菌>光滑念珠菌	亚急性/慢性	棘白菌素类±两性霉素B脂质体*	氟康唑（总疗程6个月）
外周静脉血栓性静脉炎	长期静脉插管	白念珠菌>近平滑念珠菌>热带念珠菌	急性	棘白菌素类、两性霉素B脂质体*	氟康唑，血培养阴性后两周

所致疾病	基础疾病或危险因素	主要涉及的念珠菌属	临床过程	初始治疗方案（*提示需要外科干预）	维持治疗方案以及总疗程
中心静脉感染性血栓	长期留置中心静脉置管、腹部外科手术、多发伤	白念珠菌>近平滑念珠菌>光滑念珠菌	急性	棘白菌素类、两性霉素 B 脂质体+抗凝*	氟康唑后两周，血培养阴性
分流相关脑膜炎	既往肺炎或脑部感染、使用类固醇	白念珠菌>近平滑念珠菌>光滑念珠菌	亚急性/慢性	伏立康唑或氟康唑、两性霉素 B 脂质体±5-氟胞嘧啶*	伏立康唑或氟康唑总疗程2~4周
眼内炎	念珠菌血症的常见危险因素	白念珠菌>都柏林念珠菌>热带念珠菌	亚急性/慢性	氟康唑或伏立康唑、两性霉素 B 脂质体	伏立康唑或氟康唑总疗程2~4周
食管炎	HIV/AIDS、慢性类固醇治疗、饮酒、慢性肾脏疾病	白念珠菌>光滑念珠菌>热带念珠菌	急性/亚急性	氟康唑、泊沙康唑或伏立康唑、棘白菌素类、两性霉素 B 脂质体	氟康唑、泊沙康唑总疗程2~4周
肝脾感染	长期化疗诱导的中性粒细胞减少症、治疗血液系统恶性肿瘤	白念珠菌>光滑念珠菌>热带念珠菌	急性/亚急性	氟康唑、伏立康唑、棘白菌素类、两性霉素 B 脂质体	氟康唑、伏立康唑总疗程3~12个月
骨髓炎	脊柱、腹部和心胸外科手术、静脉念珠菌血症	白念珠菌>热带念珠菌>光滑念珠菌	亚急性/慢性	两性霉素 B 脂质体或伏立康唑、棘白菌素类、氟康唑*	氟康唑总疗程3~12个月
关节炎（通常为椎间盘同隙感染）	椎间盘间隙感染：既往念珠菌血症；静脉药物滥用（Intravenous Drug Abuse）；既往念珠菌血症	白念珠菌>热带念珠菌>光滑念珠菌	亚急性/慢性	两性霉素 B 脂质体、氟康唑或伏立康唑、棘白菌素类*	氟康唑总疗程12个月
创伤相关骨折	开放性骨折	近平滑念珠菌>白念珠菌>光滑念珠菌	慢性	两性霉素 B 脂质体、氟康唑或伏立康唑、棘白菌素类*	氟康唑总疗程12个月
人工关节感染	植入	白念珠菌>近平滑念珠菌>光滑念珠菌	慢性	两性霉素 B 脂质体、氟康唑或伏立康唑、棘白菌素类*	氟康唑总疗程12个月

主要参考文献

[1] Oliva A，De Rosa FG，Mikulska M，et al. Invasive *Candida* infection：epidemiology，clinical and therapeutic aspects of an evolving disease and the role of rezafungin [J]. Expert Rev Anti Infect Ther，2023，21（9）：957−975.

[2] Queiroz SS，Jofre FM，Bianchini IA，et al. Current advances in *Candida tropicalis*：Yeast overview and biotechnological applications [J]. Biotechnol Appl Biochem，2023，70（6）：2069−2087.

[3] Lima R，Ribeiro FC，Colombo AL，et al. The emerging threat antifungal−resistant *Candida tropicali*s in humans，animals，and environment [J]. Front Fungal Biol，2022，3：957021.

[4] Pappas PG，Kauffman CA，Andes DR，et al. Executive summary：Clinical Practice Guideline for the Management of Candidiasis：2016 Update by the Infectious Diseases Society of America [J]. Clin Infect Dis，2016，62（4）：409−417.

[5] Chen SC，Perfect J，Colombo AL，et al. Global guideline for the diagnosis and management of rare yeast infections：An initiative of the ECMM in cooperation with ISHAM and ASM [J]. Lancet Infect Dis，2021，21（12）：e375−e386.

（严丽波，白浪）

（三）耳念珠菌感染

耳念珠菌（*Candida auris*）是一种条件致病性真菌。作为一种新发病原体，它常呈多重耐药表型，且可以长期定植在患者和医院环境中，在某些条件下引起感染。2019 年，美国疾病预防控制中心（Centers for Disease Control and Prevention，CDC）在《抗生素耐药的威胁》中将耳念珠菌列为病原微生物威胁最高等级——"紧迫威胁"。2022 年，耳念珠菌与新型隐球菌、烟曲霉和白念珠菌被世界卫生组织（World Health Organization，WHO）列入真菌重点病原体清单（First Global Effort to Systematically Prioritize Fungal Pathogens，FPPL）中的严重级别组（https：//www. sydney. edu. au/news−opinion/news/2022/10/26/first−who−watch−list−of−health−threatening−fungi−released. html）。以下是关于耳念珠菌的详细介绍。

1. 分类学：耳念珠菌属于真菌界（Fungi）、子囊菌门

（Ascomycota）、酵母纲（Saccharomycetes）、酵母目（Saccharomycetales）、德巴酵母科（Debaryomycetaceae）、念珠菌属（*Candida*）。

2. 常见生存环境和人体部位：耳念珠菌是一种条件致病性酵母，最早于 2009 年在日本一名患者的外耳道感染部位被发现。它能够定植在患者的腋窝、腹股沟、鼻腔和口咽部等多个部位，既可以在床栏和地板、挂绳等物体表面存活，也可以在苹果等水果表面存活。耳念珠菌在潮湿或干燥的表面上至少能存活 7 天，在塑料表面则能存活至少 2 周。此外，它还可能通过共用医疗器械传播。

3. 常见感染部位：耳念珠菌引起的主要感染类型是血流感染，占所有耳念珠菌感染的 30%～80%，也可以引起局限器官系统的感染，如腹腔感染、肺部感染、尿路感染、皮肤软组织感染、耳部感染，而中枢神经系统感染、骨感染、眼部感染则罕见。

4. 危险因素：与其他念珠菌感染的危险因素类似，包括高龄、糖尿病、近期手术、存在植入性医疗设备（如中心静脉导管）、免疫抑制（如中性粒细胞减少症）、终末期肾病需要进行血液透析以及使用广谱抗菌药物（包括抗真菌药物）等。

5. 诊断：诊断耳念珠菌感染主要依赖于临床表现、实验室检查以及病理学检查，具体诊断实验室方法同白念珠菌章节。对于耳念珠菌通常进行分级诊断。

1）定植：患者分离出耳念珠菌，但无感染的临床表现。

2）拟诊病例：患者有近似的微生物学证据且具有流行病学关联，如分离鉴定为希木龙念珠菌，所在机构明确有耳念珠菌存在，但分离株菌种还未确证。

3）确诊病例：患者明确分离出耳念珠菌，并有明确的该菌导致感染的临床表现。

正常无菌的部位（如脑脊液、胸水、腹水、盆腔积液、关节液、腹膜透析液、深部组织标本等）耳念珠菌感染相对少见，如分离出耳念珠菌，则有诊断意义。送检标本（血液标本除外）应做直接涂片，如涂片镜检发现酵母样孢子，且经培养或分子生物学检测鉴定为耳念珠菌，提示感染可能。非无菌部位标本培养阳性，应结合标本镜检结果和患者临床症状、体征及其他检查结果综合分析。耳念珠菌在显微镜下形态学无特征性提示，需要菌落分纯后进行菌种鉴定。它的病原学诊断方法主要包括培养和分子生物学检测。

6. 抗感染治疗：由于耳念珠菌目前在我国流行率低，一般无需在经验性治疗中覆盖该菌。然而，对于免疫功能低下或黏膜屏障受损的患者，有以下情况时需要考虑是否覆盖耳念珠菌：

1）患者已明确定植耳念珠菌，或之前感染过耳念珠菌。

2）患者未处于隔离单间，且所在病区有耳念珠菌定植或流行。

3）患者明确感染念珠菌（如无菌部位标本涂片已见），且经验治疗无效，在确诊前可暂时覆盖耳念珠菌。

由于耳念珠菌常表现出多重耐药表型，特别是对三唑类和两性霉素 B，覆盖该菌时推荐首选棘白菌素类。如果是中枢神经系统或尿路感染，建议使用两性霉素 B 单药或联合 5－氟胞嘧啶治疗，或根据药敏试验选择药物。

确诊耳念珠菌感染后，抗感染治疗应根据以下因素进行个性化选择：临床表现（如感染部位和严重程度等）、患者基础特征（如免疫力和肝肾功能等）、临床药理学原则（如 PK/PD 等）、国内外指南以及病原菌药敏试验结果。优先选择药敏试验结果显示敏感的抗真菌药物。尤其需要注意耳念珠菌在治疗中可对原敏感药物耐药，因此应在治疗中检测其药敏试验结果变化。耳念珠菌感染治疗有效判断的微生物学评价为感染部位耳念珠菌连续培养阴性。耳念珠菌感染治疗方案见表 4－5。

表4-5 耳念珠菌感染治疗方案

感染部位	首选药物	替代或联合药物	备注
血液	1. 卡泊芬净，首次负荷剂量70mg iv，第2天开始给予50mg/d iv； 2. 米卡芬净，100mg/d iv； 3. 阿尼芬净，首次负荷剂量200mg iv，第2天开始给予100mg/d iv	1. 多烯类：两性霉素B脂质体3～5mg/（kg·d）iv，或两性霉素B 0.7～1mg/（kg·d）iv，在对棘白菌素类效果不明显的情况下，推荐两性霉素B脂质体单用或与棘白菌素类联合治疗； 2. 伏立康唑，第1天400mg（或6mg/kg）q12h，之后200mg q12h； 3. 泊沙康唑，100mg/d iv	明确诊断后，在免疫力恢复、原发性和播散性感染灶去除及血培养2次（间隔1～3天）阴性后，至少继续治疗2周
心内膜	卡泊芬净或阿尼芬净，用法同血流感染	—	抗真菌治疗需要更长时间，数周至数月；棘白菌素类长期治疗无效可能与耳念珠菌生物被膜形成有关；适时考虑联合手术治疗
中枢神经系统	两性霉素B脂质体3～5mg/（kg·d）iv单药或联合5-氟胞嘧啶25mg/kg q6h po	参照其他念珠菌治疗剂量	不推荐棘白菌素类；该类药物分子量大，难以通过血—脑屏障，组织渗透性差
口咽部	口咽部感染时，以棘白菌素类或制霉菌素漱口，150万～200万U/d	—	对于HIV阳性合并耳念珠菌感染患者，建议抗逆转录病毒治疗的同时抗真菌治疗
外耳道和乳突	局部制霉菌素或口服霉菌素50万U/d q8h	适时考虑外科清创	—
下呼吸道	卡泊芬净或阿尼芬净，用法同血流感染	—	建议采集肺组织标本检测以确诊，从患者痰和BALF中分离耳念珠菌的意义很难确定
泌尿系统	两性霉素B 0.5mg/kg qd iv 7～10天单药或联合5-氟胞嘧啶2mg/kg q6h po	参照其他念珠菌治疗剂量	不推荐棘白菌素类，因其在尿液中浓度低，治疗通常无效

感染部位	首选药物	替代或联合药物	备注
糖尿病足	特比萘芬 500～1000mg/d 单药或者联合伊曲康唑（200～400mg/d po）或泊沙康唑（每次 100～400mg bid po）	—	—
外阴阴道	局部用制霉菌素 100 万 U/d 治疗 14 天或口服制霉菌素 100 万 U/d q8h 治疗 7 天	—	—
眼部	米卡芬净 100mg qd iv 单用或者联合使用两性霉素 B 玻璃体内注射（0.1mL 生理盐水中溶解 5μg）	—	患者免疫功能低下时可导致全眼炎，属于个案报道经验
关节	米卡芬净 100mg qd iv 和含 100mg 两性霉素 B 脱氧胆酸盐的水泥垫片	—	属于个案报道经验

注：除血流感染，其他部位感染尚无标准治疗疗程，建议以患者感染症状消失、感染血清学指标好转为停药指标。注意鉴别定植状态，此时不需要抗真菌治疗。可参考白念珠菌治疗和随访注意事项。

7. 耳念珠菌的防控：由于耳念珠菌的传染性强，医疗机构发现耳念珠菌感染或定植的病例后应采取严格的感染防控措施，包括"一隔二管三监测，四消五督六应急"。

1）患者隔离：优先将患者安置于单间病房，同病房有多例患者时应集中安置。患者两次培养阴性（间隔 1 周以上）方可解除隔离。

2）行为管控：应尽量减少直接接触患者的医务人员数量（同时不超过 3 人），并将其诊疗操作放至最后（抢救除外）；必须接触时应穿隔离衣、戴手套、做手卫生，进行吸痰、更换床单等可能产生气溶胶的操作时应佩戴医用防护口罩。

3）监测。

（1）强化病例监测：医疗机构应建立耳念珠菌感染病例的监测体系，及时了解本机构内耳念珠菌感染的发生情况；发现单个阳性病例时，应对其同室患者进行主动筛查，可筛查腋窝、腹股沟等部位，明确传播情况并隔离定植患者。若已出现多例耳念珠菌医院感染病例，应进行1次全面筛查。

（2）开展环境监测：由于耳念珠菌的环境存活能力强，应对阳性患者周围的诊疗器械、器具、物体表面、空气等进行采样，评估清洁消毒的有效性。必要时开展同源性鉴定。

4）清洁消毒：患者的诊疗设备应专人专用，不能专用时使用后应彻底消毒。应使用1000～5000mg/L的含氯消毒液或同等级的消毒液进行环境表面消毒，每天3次。患者出院后的终末消毒可使用汽化或雾化的过氧化氢消毒器、远程大功率紫外线消毒器等，并更换病室内隐私帘等织物。宜对消毒过程和消毒效果进行监督和评价。

5）监督措施依从性：医疗机构感控部门应进行手卫生、清洁消毒〔如荧光法、三磷酸腺苷（Adenosine Triphosphate，ATP）荧光检测法等〕、接触预防等各项措施依从性的观察，确保落实到位。

6）应急处置：若出现暴发或疑似暴发，应立即报告医疗机构感控部门，并配合落实流行病学调查、隔离、清洁消毒等措施。若强化感控措施效果不佳，应关闭病房。病区首次出现单个感染/定植病例时，应按照暴发病例进行应急处置。

主要参考文献

[1] 中华医学会检验分会临床微生物学学组. 成人耳念珠菌感染诊治防控专家共识［J］. 临床检验杂志，2020（8）：564－570.

[2] Wasylyshyn A，Stoneman EK. Management of *Candida auris*［J］. JAMA，2024，331（7）：611－612.

[3] Yadav A，Jain K，Wang Y，et al. *Candida auris* on apples：Diversity and clinical significance［J］. mBio，2022，13（2）：e0051822.

[4] Kordalewska，M，Zhao Y，Lockhart SR，et al. Rapid and accurate molecular identification of the emerging multidrug－resistant pathogen *Candida auris*［J］. J of Clin Microbiol，2017，55（8）：2445－2452.

[5] Mikulska M，Ullah N，Magnasco L，et al. Lower（1,3）－beta－d－glucan sensitivity and in vitro levels in *Candida auris* and *Candida parapsilosis* strains［J］. Clin Microbiol Infect，2024，30（6）：822－827.

［6］Shenoy V，Ballenberger M，Prince A，et al. Panophthalmitis from Candida auris ［J］. Ann Intern Med，2019，171（12）：941－943.

［7］Roberts SC，Zembower TR，Bolon MK，et al. Successful treatment of a Candida auris intra－articular infection ［J］. Emerg Microbes Infect，2019，8（1）：866－868.

［8］Ong CW，Chen SC，Clark JE，et al. Diagnosis，management and prevention of *Candida auris* in hospitals：Position statement of the Australasian Society for Infectious Diseases ［J］. Intern Med J，2019，49（10）：1229－1243.

［9］Sexton DJ，Bentz ML，Welsh RM，et al. Positive correlation between *Candida auris* skin－colonization burden and environmental contamination at a ventilator－capable skilled nursing facility in Chicago ［J］. Clin Infect Dis，2021，73（7）：1142－1148.

［10］Walits E，Patel G，Lavache S，et al. Management of *Candida auris* in an inpatient acute rehabilitation setting ［J］. Am J Infect Control，2020，48（2）：222－223.

［11］Reimer－Mcatee M，Corsi G，Reed E，et al. Successful implementation of the CDC recommendations during the care of 2 patients with *Candida auris* in in－patient rehabilitation and intensive care settings ［J］. Am J Infect Control，2021，49（4）：525－527.

［12］Harris AD，Pineles L，Johnson JK，et al. Prevalence of *Acinetobacter baumannii* and *Candida auris* in patients receiving mechanical ventilation ［J］. JAMA，2023，330（18）：1769－1772.

［13］Ettadili H，Vural C. Current global status of *Candida auris* an emerging multidrug－resistant fungal pathogen：Bibliometric analysis and network visualization ［J］. Braz J Microbiol，2024，55（1）：391－402.

［14］Bing J，Du H，Guo P，et al. *Candida auris*－associated hospitalizations and outbreaks，China，2018－2023 ［J］. EMI，2024，13（1）：2302843.

（龙海燕，乔甫，白浪）

（四）其他念珠菌感染

临床致病的念珠菌还包括葡萄牙念珠菌（*Candida lusitaniae*）、季也蒙念珠菌（*Meyerozyma guilliermondii*）、都柏林念珠菌（*Candida dubliniensis*）等。但根据对 18S rDNA 的分析，曾经属于念珠菌属的葡萄牙念珠菌和季也蒙念珠菌，现在已经被分别归于两个新属，即棒孢酵母属和迈耶氏酵母属。

1. 葡萄牙念珠菌：现名为葡萄牙棒孢酵母（*Clavispora lusitaniae*），是动物体表正常真菌群的一部分，在临床样本分离株中的流行率较低，是一种罕见的病原体，但近年来作为医院感染的病原体发病率有所增加。感染者主要为免疫功能低下的患者以及长期留置导管的患者。尽管它对传统抗真菌治疗敏感，但因为一些分离株出现对两性霉素 B、5-氟胞嘧啶或氟康唑的耐药性而引起了人们的关注。

1）分类学：葡萄牙念珠菌属于真菌界（Fungi）、子囊菌门（Ascomycota）、酵母纲（Saccharomycetes）、酵母目（Saccharomycetales）、梅奇酵母科（Metschnikowiaceae）、棒孢酵母属（*Clavispora*）。

2）常见生存环境和人体部位：葡萄牙念珠菌是动物正常真菌群的一部分，在未加工的奶酪中也曾鉴定出该菌。在医疗机构，可通过医院工作人员传播，导致消化系统和泌尿系统的院内定植。

3）常见感染部位：葡萄牙念珠菌除了真菌菌血症外，也可以引起腹膜炎、脑膜炎和尿路感染，也有报道其可以引起角膜炎。该菌最常从呼吸道标本中分离出来，其次是尿液和血液标本，也可以从腹膜、阴道和皮肤标本中分离出该真菌。

4）危险因素：葡萄牙念珠菌引起侵袭性感染的临床资料很少，多数患者有基础疾病，主要见于血液系统恶性肿瘤、中性粒细胞减少症、干细胞移植后、免疫功能低下或接受广谱抗菌药物治疗等。留置侵袭性导管是另一个危险因素，因为导管是酵母的储存库，会促进真菌菌血症的发生。葡萄牙念珠菌有形成生物膜的能力，能引起内源性感染。也有报道在重症监护室通过接触传播感染该菌。有个案报道免疫功能正常、接受腹腔镜输卵管积水手术后导致葡萄牙念珠菌腹腔感染的患者。

5）诊断：由于近年来念珠菌病发病率增高，在种水平上的念珠菌菌株鉴定变得非常重要。不同的策略陆续被用来区分和识别不同的念珠菌种。

（1）培养和鉴定。

念珠菌 ID 培养基：基于吲哚基氨基酸葡萄糖的显色底物，

不同的念珠菌可水解底物，并在菌落中产生不同的颜色。葡萄牙念珠菌在此培养基中呈粉红色，但其他菌如热带念珠菌和季也蒙念珠菌也具有相同的颜色。

念珠菌显色培养基：基于β-氨基葡萄糖苷酶显色底物，葡萄牙念珠菌菌落为紫色和白色，但与库德里阿兹威毕赤酵母（原名克柔念珠菌）和近平滑念珠菌颜色相同，无法保证对葡萄牙念珠菌的正确鉴定。

玉米粉培养基：酵母细胞呈卵形，成对和链状排列，假菌丝分支丰富，呈弯曲状。

（2）分子生物学检测。

特异性探针：使用真菌引物、多拷贝遗传靶点和物种特异性探针，这些探针主要指向编码 rRNA 的基因 ITS2 区。

API 念珠菌系统：API 20CAUX 鉴定也是非白念珠菌表型鉴定的"金标准"，但该系统对葡萄牙念珠菌鉴定效果不理想，需要纳入形态特征，以避免误认为无名念珠菌。

mNGS：非靶向核酸扩增，与数据库比对得到病原体 reads 信息。

6）抗感染治疗：除治疗和控制基础疾病外，对于病原体清除应选择针对性抗真菌药物。由于报道葡萄牙念珠菌对两性霉素 B 天然耐药，对 5-氟胞嘧啶、唑类抗真菌药物的敏感性在治疗中也会发生变化而产生耐药性，因此其被归类为难治性真菌。

棘白菌素类是推荐的治疗葡萄牙念珠菌引起的真菌菌血症的首选抗真菌药物，其靶点是 FKS 基因编码的β-（1,3）-D-葡聚糖合酶。但有报道，棘白菌素类的广泛使用导致菌株出现耐药性。特别是 FKS1 和 FKS2 突变，导致某些菌株的 MIC 增加。卡泊芬净耐药与 3 种新的 FKS1 突变（S638Y、S638P 和 S631Y）相关，与白念珠菌耐药相关位点 FKS1（S645 和 S643）也有关。

虽然有实验研究报道葡萄牙念珠菌对两性霉素 B 天然耐药，但临床也不乏病例分析发现单用两性霉素或联合 5-氟胞嘧啶治疗有效的报道和病例荟萃，但多数仍建议使用两性霉素 B 时宜联合 5-氟胞嘧啶。

氟康唑在多数情况下是有效的，并被推荐用于治疗葡萄牙念珠菌引起的播散性念珠菌病，但是仍建议有体外药敏试验支持为妥。否则建议使用伏立康唑等唑类覆盖氟康唑耐药菌株。

应避免氟康唑与两性霉素 B 联用，有临床报告这类联用可导致葡萄牙念珠菌产生多重耐药菌株，尤其是在免疫功能低下患者的深部感染，最易出现此类情况。

有研究发现该菌在标准原代培养基上发生大小改变的菌落里可以检测到表型的转变，比如在体积变小的菌落里检测出来的这种转化表型，对两性霉素 B 敏感性明显下降，且对氟康唑和伊曲康唑有交叉耐药。因此，对于葡萄牙念珠菌引起的感染需要正确选择抗真菌药物治疗，早期控制该菌的感染对于维持抗真菌药物的敏感性十分重要。在治疗过程中建议反复培养，动态监测真菌形态变化及抗真菌药物敏感性变化，及时发现耐药倾向。

2. 季也蒙念珠菌：曾用名 *Candida guilliermondii*，是人类皮肤和黏膜表面的正常菌群，属于条件致病菌，最常引起真菌菌血症。毒力较低，主要感染免疫功能低下的人群。

1）分类学：季也蒙念珠菌属于真菌界（Fungi）、子囊菌门（Ascomycota）、酵母纲（Saccharomycetes）、酵母目（Saccharomycetales）、德巴酵母科（Debaryomycetaceae）、迈耶氏酵母属（*Meyerozyma*）。

2）常见生存环境和人体部位：季也蒙念珠菌是人类皮肤和黏膜表面的正常菌群，存在于皮肤、口腔和胃肠道等。

3）常见感染部位：季也蒙念珠菌大多从血液中分离，少数来自脑脊液、耳分泌物、痰和尿道等。最常引起真菌菌血症，偶有导管相关性感染、心内膜炎、播散性真菌病、急性骨髓炎、化脓性关节炎等。

4）危险因素：季也蒙念珠菌感染患者常存在多种基础疾病，大多数患者有易感因素，如使用广谱抗菌药物、血液肿瘤等。

5）诊断：季也蒙念珠菌、发酵念珠菌（*Candiada famatati*）、赞斯托念珠菌（*Candiada carpophila*）等几种菌在表型上难以区分，称为季也蒙念珠菌复合体。因此，种内鉴定可通过 ITS 鉴定或 MALDI－TOF MS 弥补传统形态学分类上的一些不足。

（1）培养和鉴定。

SDA 培养基：白色扁平，粗糙，边缘光滑，常为奶油色，但随着菌龄增加也可能变为黄褐色或粉红色，芽生孢子呈卵圆形至细长形，可见假菌丝。

念珠菌显色培养基：呈淡粉色、紫色菌落。

玉米-吐温培养基：25℃生长 3 天，可成簇生长，假菌丝相对较少且短，分隔处常形成数个芽生孢子，无真菌丝，不产生厚壁孢子。

（2）分子生物学检测。

特异性探针：ITS 即内转录间隔区，有相对保守的区域，种内相对一致，种间差异比较明显，对 ITS 序列进行 DNA 测序，测出序列与已知真菌 ITS 序列比较，从而获得真菌种属信息。对特定 DNA 片段进行测序是菌种鉴定的"金标准"，同时还可以发现少见菌和新菌种。

MALDI-TOF MS：一种基于微生物核糖体等高丰度稳定表达的特征蛋白指纹图谱的快速鉴定技术。通过将待测菌株的蛋白质谱图与数据库中已知真菌的参考谱图对比得出鉴定结果。

6）抗感染治疗：有研究报道季也蒙念珠菌对氟康唑敏感性下降，对棘白菌素类不敏感，因此，建议伏立康唑作为深部季也蒙念珠菌感染患者经验性治疗的首选药物，两性霉素 B 作为二线治疗药物，氟康唑和棘白菌素类不宜首选使用。由于不同样本分离的病原菌存在药敏差异，建议根据药敏试验结果合理选药。

3. 都柏林念珠菌：一种罕见的念珠菌，于 1995 年在爱尔兰都柏林首次报道，主要寄生在人的口腔中，属于机会致病菌，可引起口咽部感染，偶尔也是导致中心静脉导管相关性感染、心内膜炎、眼内炎的病原体之一。虽然都柏林念珠菌主要与 HIV 感染者的口腔念珠菌病有关，但偶尔也可以导致非 HIV 感染的免疫功能低下人群的浅表和全身性感染。

1）分类学：都柏林念珠菌属于真菌界（Fungi）、子囊菌门（Ascomycota）、酵母纲（Saccharomycetes）、酵母目（Saccharomycetales）、德巴利酵母科（Dryptococcus）、念珠菌属（Candida）。

2）常见生存环境和人体部位：口腔是都柏林念珠菌最主要

的寄生部位，在HIV/AIDS患者和健康人的口腔中都有分离出都柏林念珠菌的报道。

3）常见感染部位：都柏林念珠菌主要引起口咽部感染，也可以导致中心静脉导管相关性感染、心内膜炎和眼内炎。亦有都柏林念珠菌肺炎的相关案例报道。

4）危险因素：HIV感染、骨髓移植、化疗引起的中性粒细胞减少症、肺移植和肝病。

5）诊断：由于都柏林念珠菌与白念珠菌在许多表型和基因型上具有相似性，常规固态培养基（如血平板、巧克力平板、SDA平板等）容易将其错误地鉴定为白念珠菌。

（1）培养和鉴定。

CHROMagar Candida：分离株在37℃孵育48小时后都柏林念珠菌形成深绿色菌落，孵育72小时后菌落颜色更加突出。白念珠菌则形成浅蓝色菌落。但都柏林念珠菌经过传代或冻存后会失去产生深绿色菌落的能力。

念珠菌ID2培养基：含有己糖酶底物的显色培养基，也经常用于鉴定菌种，但也不能保证100%的准确性。

动物血清：37℃孵育2~3小时，芽管试验阳性。

玉米－吐温培养基：25℃生长72小时，分隔处生长圆形成簇芽生孢子，形成假菌丝以及一些真菌丝，形成较大、厚壁的末端厚壁孢子，成双或成簇。而白念珠菌常为单个末端生厚壁孢子。

（2）分子生物学检测。

ITS测序：可靠的鉴别都柏林念珠菌与白念珠菌的方法。

MALDI－TOF MS：可靠的鉴别都柏林念珠菌与白念珠菌的方法。

虽然有几种可靠的分子分化技术，但需要专门的设备。从诊断和流行病学的角度来看，都柏林念珠菌与白念珠菌的鉴别仍然存在很大的困难，大多数实验室仍依赖于表型试验来识别酵母种。

6）抗感染治疗：大多数都柏林念珠菌对目前治疗念珠菌感染常用抗真菌药物敏感，包括唑类、多烯类和棘白菌素类。与白念珠菌和其他念珠菌不同，都柏林念珠菌分离株目前对唑类和棘白菌素类的耐药性并没有急剧增加。

有一项研究表明，氟康唑敏感的都柏林念珠菌分离株一旦在体外暴露于氟康唑，会出现敏感性快速下降或产生耐药株。其对氟康唑耐药的主要机制与白念珠菌相似，主要促进外排泵 MDR1 和 CDR1 的过度表达。

7）预防：以上几种真菌感染多发生于血液系统恶性肿瘤、中性粒细胞减少症、干细胞移植后、免疫功能低下或接受广谱抗菌药物治疗、留置侵袭性导管的患者。因此，应该积极控制基础疾病，合理选择抗菌药物种类和适当的疗程，尽可能减少留置导管的使用，加强对患者机体和留置导管的护理。

4. 克柔念珠菌（*Candida krusei*）：现改名为库德里阿兹威毕赤酵母（*Pichia kudriavzevii*）。

1）分类学：库德里阿兹威毕赤酵母属于真菌界（Fungi）、子囊菌门（Ascomycota）、酵母纲（Saccharomycetes）、酵母目（Saccharomycetales）、酵母科（Saccharomycetaceae）、毕赤酵母属（*Pichia*）。

2）常见生存环境和人体部位：库德里阿兹威毕赤酵母广泛分布于自然界，通常被认为是一种短暂的人类共生菌和健康人的黏膜寄生菌。这种菌的有性型形态通常存在于温暖地区的土壤和水果、蔬菜以及果汁和发酵乳等食品上。

3）常见感染部位：库德里阿兹威毕赤酵母可以导致非免疫功能低下者的自限性念珠菌病，也可以导致免疫功能低下者危及生命的感染。它可导致口腔念珠菌病、软组织脓肿、眼内炎、肺炎、肾盂肾炎、阴道炎、骨髓炎和心内膜炎等。

4）危险因素：通常在肿瘤患者中更为普遍，特别是血液系统恶性肿瘤（如白血病）患者或骨髓移植受体。其危险因素包括抗真菌预防（特别是氟康唑）、长期使用广谱抗菌药物、中性粒细胞减少症、免疫功能低下（特别是血液系统恶性肿瘤）和增加医疗器械的使用。

5）诊断：

（1）培养和鉴定。

CHROMagar Candida：呈粗糙菌落，中央粉红色或淡紫色、边缘白色，42℃能生长，在含放线菌酮培养基上不能生长。

SDA 培养基：1 天可见菌落，3 天成熟，呈白色至奶油色、扁平干燥、暗淡无光毛玻璃样菌落，边缘不整齐，芽生孢子较小，圆形或卵圆形。

玉米－吐温培养基：25℃生长3天，产生大量假菌丝，在轮状分枝发出橄榄形细长芽生孢子。血清芽管试验阴性。

（2）分子生物学检测：库德里阿兹威毕赤酵母镜下形态与头状芽生裂殖菌相似，生化反应谱与平常念珠菌、挪威念珠菌相似，3种念珠菌对氟康唑天然耐药，从表型和生化反应上不易区分，需要质谱技术或分子生物学方法来鉴定。

6）抗感染治疗：库德里阿兹威毕赤酵母对氟康唑天然耐药，应避免使用。虽然有文献报道其对两性霉素B和5－氟胞嘧啶的敏感性降低，但两性霉素B治疗库德里阿兹威毕赤酵母相关的念珠菌病仍然非常有效，不过需要注意药物本身的肾毒性和输注相关不良反应。对伊曲康唑、伏立康唑和较新的三唑类药物（如泊沙康唑和异唑康唑）通常是敏感的。而具有广谱杀菌活性的棘白菌素类（比如卡泊芬净、阿尼芬净、米卡芬净）是治疗念珠菌病更好、更安全的选择，尽管有个别报道库德里阿兹威毕赤酵母对棘白菌素类的敏感性降低，但这种情况非常罕见，通常在检测的分离株的0~1%范围内。

对于难治的库德里阿兹威毕赤酵母感染，也有研究不同抗真菌药物的组合，或抗真菌药物和其他化合物的组合，以改善疗效的方案。例如，有报道一名氟康唑耐药的库德里阿兹威毕赤酵母真菌败血症的白血病患者，单用两性霉素B治疗无效，改为两性霉素B联合卡泊芬净治疗成功；另一名库德里阿兹威毕赤酵母感染引起的椎体骨髓炎患者，单用卡泊芬净无效，后改为卡泊芬净联合泊沙康唑治疗成功。在体外试验中，有学者发现艾沙康唑与米卡芬净对抗库德里阿兹威毕赤酵母具有协同作用，而艾沙康唑与两性霉素B的联合则无相关作用以及拮抗作用。

还有免疫治疗方法、光动力灭活和激光治疗等方法，其中一些方法已应用于治疗库德里阿兹威毕赤酵母感染的研究。

7）预防：以上几种真菌感染多发生于血液系统恶性肿瘤、中性粒细胞减少症、干细胞移植后、免疫功能低下或接受广谱抗菌药物治疗、留置侵袭性导管的患者。因此，应该积极控制基础疾病，合理选择抗菌药物种类和适当的疗程，尽可能减少留置导管的使用，加强对患者机体和留置导管的护理。

主要参考文献

[1] Kidd SE, Abdolrasouli A, Hagen F. Fungal nomenclature：managing change is the name of the game [J]. Open Forum Infect Dis, 2023, 10 (1)：ofac559.

[2] Mendoza－Reyes DF, Gómez－Gaviria M, Mora－Montes HM. *Candida lusitaniae*：biology, pathogenicity, virulence factors, diagnosis, and treatment [J]. Infect Drug Resist, 2022, 15：5121－5135.

[3] Favel A, Michel － Nguyen A, Peyron F, et al. Colony morphology switching of *Candida lusitaniae* and acquisition of multidrug resistance during treatment of a renal infection in a newborn：case report and review of the literature [J]. Diagn Microbiol Infect Dis, 2003, 47 (1)：331－339.

[4] Hirayama T, Miyazaki T, Yamagishi Y, et al. Clinical and microbiological characteristics of *Candida guilliermondii* and *Candida fermentati* [J]. Antimicrob Agents Chemother, 2018, 62 (6)：e02528－2617.

[5] Wilcock JN, Gallagher AJ, Wengenack NL, et al. *Candida guilliermondii/Kodamaea ohmeri* Endocarditis [J]. Mycopathologia, 2023, 188 (6)：907－908.

[6] Pinto TN, Kohn A, DE Costa GL, et al. *Candida guilliermondii* as an agent of postpartum subacute mastitis in Rio de Janeiro, Brazil：Case report [J]. Front Microbiol, 2022, 13：964685.

[7] Loreto ES, Scheid LA, Nogueira CW, et al. *Candida dubliniensis*：epidemiology and phenotypic methods for identification [J]. Mycopathologia, 2010, 169 (6)：431－443.

[8] Petty LA, Gallan AJ, Detrick JA, et al. *Candida dubliniensis* pneumonia：a case report and review of literature [J]. Mycopathologia, 2016, 181 (9－10)：765－768.

[9] Murtaza F, Pereira A, Sen HN, et al. Refractory *Candida dubliniensis* retinitis in an immunocompetent patient [J]. Ocul Immunol Inflamm, 2023, 3：1－4.

[10] Ells R, Kock JL, Pohl CH. *Candida albicans* or *Candida dubliniensis*? [J]. Mycoses, 2011, 54 (1)：1－16.

[11] Pristov KE, Ghannoum MA. Resistance of Candida to azoles and

echinocandins worldwide [J]. Clin Microbiol Infect, 2019, 25 (7): 792−798.

[12] Jamiu AT, Albertyn J, Sebolai OM, et al. Update on *Candida krusei*, a potential multidrug−resistant pathogen [J]. Med Mycol, 2021, 59 (1): 14−30.

[13] 唐宁枫. 念珠菌新种——都柏林念珠菌 [J]. 国外医学皮肤性病学分册, 1999, 25 (5): 288−291.

[14] Carroll KC, Pfaller MA. 临床微生物学手册 [M]. 12 版. 王辉, 马筱玲, 钱满, 等, 主译. 北京: 中华医学电子音像出版社, 2021.

[15] 卢洪洲, 徐和平, 冯长海. 医学真菌检验与图解 [M]. 2 版. 上海: 上海科学技术出版社, 2023.

（王娟，卢家桀）

二、隐球菌病

隐球菌病（Cryptococcosis）是由隐球菌（*Cryptococcus*）感染引起的一种可累及全身各器官系统的侵袭性真菌病，发病率和死亡率较高，主要引起中枢神经系统和肺部感染，其中隐球菌性脑膜脑炎（Cryptococcal Meningoencephalitis, CM）是最常见和最严重的表现。隐球菌作为一种自然环境中广泛存在的条件致病性真菌，主要引起免疫功能低下人群感染。免疫力正常人群也不少见。早期诊断和治疗隐球菌病是降低死亡率的关键。

（一）分类学

隐球菌属于真菌界、担子菌门（Basidiomycota）、银耳纲（Tremellomycetes）、银耳目（Tremellales）、隐球酵母科（Cryptococcaceae）。目前已有 70 种隐球菌被描述，但很少能引起人类感染，系统学研究建议将隐球菌按照复合体命名，其中新型隐球菌（*C. neoformans*）和格特隐球菌（*C. gattii*）是主要的致病菌，已被归入新型隐球菌−格特隐球菌复合体（*C. neoformans*−*C. gattii* complex）。在 2022 年，新型隐球菌和格特隐球菌被 WHO 列为真菌优先级病原体（https://www.sydney.edu.au/news−opinion/news/2022/10/26/first−who−watch−list−of−health−threatening−fungi−released.html）。

基于荚膜多糖的结构差异，人们首次根据血清型区分新型隐球菌和格特隐球菌的抗原多样性，前者分为血清型 A 和 D，后者分为血清型 B 和 C。通过多位点序列分型鉴定，新型隐球菌主要有 5 种基因型（VNⅠ、VNⅡ、VNⅢ、VNⅣ 和 VNB），格特隐球菌有 6 种基因型（VGⅠ、VGⅡ、VGⅢ、VGⅣ、VGⅢ c 和 VGⅤ）。新型隐球菌主要引起免疫功能低下人群感染，导致中枢神经系统感染；格特隐球菌则主要感染免疫力正常人群，导致肺部感染。目前新型隐球菌仍然是撒哈拉以南非洲 HIV/AIDS 患者脑膜炎最常见的病因，也是中低收入地区常见的感染。据报道，其他隐球菌，如罗伦隐球菌（*C. laurentii*）和浅白隐球菌（*C. albidus*）较少引起人类致病。

（二）常见生存环境和人体部位

隐球菌属于环境真菌，广泛存在于自然界中，常见于土壤、树木和鸟类的排泄物（尤其是鸽子的粪便）。隐球菌很少引起定植，带菌的鸽粪和土壤是隐球菌病主要的传染源。在大多数情况下，隐球菌感染通过吸入酵母或孢子引起，也可通过皮肤开放性的创面、食入带菌的食物等其他方式感染。也有报道隐球菌通过实体器官在供受体之间传播。

（三）常见感染部位

隐球菌病的症状和体征通常是非特异性的，可累及人体各器官系统，最常见的是中枢神经系统和肺部，即隐球菌性脑膜脑炎和肺隐球菌病（Pulmonary Cryptococcosis，PC）；也可累及皮肤和软组织、前列腺、肝、肾以及骨关节等部位。

1. 隐球菌性脑膜脑炎：隐球菌病最常见和最严重的表现，10 周死亡率波动在 24%~47%。症状通常无特异性，可呈亚急性发病，与其他脑膜炎表现类似。全球数据显示，每年 HIV/AIDS 合并隐球菌性脑膜炎新发病例超过 223000 例，死亡人数超过 181000 人。一项数据显示，79.4% 的隐球菌性脑膜炎是 HIV/AIDS 相关的。隐球菌性脑膜脑炎常见的临床表现包括发热、头痛、恶心、呕吐、精神行为改变等，可并发颅神经功能障碍、颅内高压和癫痫发作。隐球菌性脑膜脑炎颅内高压的发生主要是由于隐球菌或隐球菌的荚膜多糖在蛛网膜绒毛内聚集阻塞，导致脑脊液流出受阻，可发生于 70% 患者。隐球菌性脑膜脑炎患者死亡风险高，与隐球菌负荷高、清除缓慢以及诊断时已发生精神行为改变等相关。

2. 肺隐球菌病：高达 50% 的隐球菌病存在肺部感染，且以格特隐球菌感染为主。肺隐球菌病的表现取决于宿主的免疫状态，可以从无症状的气道定植到肺部结节的形成，再到伴有急性呼吸窘迫综合征的进展性肺炎，可表现为发热、畏寒、咳嗽、咳痰、盗汗、呼吸困难、咯血等。免疫抑制人群的症状通常较免疫正常人群重，格特隐球菌感染症状相比新型隐球菌的肺部症状更重。肺隐球菌病患者的肺部影像学表现多样，包括孤立性肺结节、肿块样病变、空洞样病变、间质浸润和胸膜渗出等，其中单个或多个肺结节是最常见的表现。

3. 其他部位的感染：隐球菌可以引起全身各个器官系统的感染，除了中枢神经系统和肺部，其他部位还包括皮肤、前列腺和骨关节等。皮肤感染分为原发性（伤口直接侵入）和继发性（血行播散），可表现为溃疡、蜂窝织炎、脓肿、脓疱、斑丘疹、水疱、结节等。前列腺感染少见，主要由血行播散所致，通常无症状，也可出现排尿困难或尿路梗阻。骨关节隐球菌病在免疫功能低下和免疫力正常人群均可发生，骨髓炎常见于脊柱和长骨，膝关节是最常感染的关节。

（四）危险因素

HIV/AIDS 患者和实体器官移植（Solid Organ Transplantation，SOT）受者是隐球菌感染最常见的高危人群，其他包括患有其他免疫抑制疾病或使用免疫抑制药物的人群。不同抗排异药物的免疫抑制程度不同，在 SOT 受者中以心脏和小肠移植受者发生隐球菌性脑膜脑炎风险最高。在非 HIV/AIDS 人群中，糖皮质激素的使用与隐球菌病的风险增加相关。

（五）诊断

由于隐球菌病临床表现的非特异性，可能出现诊断困难或延迟诊断。隐球菌病的诊断需要结合临床表现、症状和体征以及病原学检测等综合评估。诊断隐球菌病的病原学方法包括隐球菌荚膜抗原检测、病原体检测以及组织病理学检查，培养仍然是诊断隐球菌病的"金标准"。

1. 隐球菌荚膜抗原检测：隐球菌荚膜抗原可以通过乳胶凝集试验或侧流免疫层析法在血液、脑脊液及其他体液中进行检测，其中乳胶凝集试验具有较高的灵敏度和特异性（均>90%），但对于格特隐球菌的检出灵敏度较低。侧流免疫层析法应用最为广泛，相比乳胶凝集试验具有快速、成本低效益高、实验室基础设施要求低、更高的灵敏度和特异性（>99%）等优势，已被WHO指南推荐为首选的抗原检测方法，可用于定性、半定量检测隐球菌的荚膜多糖抗原，对4种隐球菌的血清型更灵敏。其高灵敏度偶尔可引起假阳性结果，高浓度的荚膜抗原会导致"前带效应"，从而出现假阴性结果。此外，需要注意的是隐球菌荚膜抗原检测不能区分新型隐球菌和格特隐球菌感染。对血清隐球菌荚膜抗原检测阳性者应当行腰椎穿刺，评估是否存在脑膜炎。隐球菌荚膜抗原清除缓慢，尤其是格特隐球菌感染，治疗后其持续存在与高复发率无关。因此，隐球菌荚膜抗原检测不能用来评估治疗效果。

2. 病原体检测：隐球菌病的病原体诊断方法包括墨汁染色镜检、分子诊断方法及培养。墨汁染色镜检是一种快速且价廉的方法，能够快速识别脑脊液和其他体液中的隐球菌。由于隐球菌厚的荚膜多糖不吸收墨汁，形成了一个镜下可见的光环。墨汁染色镜检检测隐球菌的特异性高达97.3%，但灵敏度≤86%。分子诊断方法是以PCR为基础，包括多重PCR、实时定量PCR、巢式PCR等。脑炎/脑膜炎多重病原体核酸联合检测试剂盒（The FilmArray Meningitis/Encephalitis Panel）是一种多重PCR检测的分子诊断方法，目前已被批准用于快速检测脑脊液中的新型隐球菌和格特隐球菌。有研究指出，该方法与培养或涂片结果的一致性为92.3%，但与隐球菌抗原检测结果的一致性仅为52%。mNGS是近些年发展起来可以一次性、无差别快速检测样本中病原体的新兴分子诊断方法，具有较高的灵敏度和特异性，能够早期检测血液或脑脊液等标本中的隐球菌序列。但有研究指出，在免疫力正常患者中，mNGS的灵敏度低于隐球菌荚膜抗原检测和组织病理学检查。脑脊液培养是诊断隐球菌脑膜炎的"金标准"，但培养所需时间长。此外，不推荐常规对隐球菌进行药敏试验，2019年美国移植学会（American Society of Transplantation,

AST）指南推荐仅对初次治疗失败、复发、既往抗真菌药物暴露（比如氟康唑预防）以及氟康唑 MIC 升高的格特隐球菌基因型患者进行药敏试验。

3. 组织病理学检查：肺隐球菌病常通过检出 BALF 标本或肺活检组织中的隐球菌来明确诊断。组织病理学检查可检测组织中的隐球菌成分，常用 HE 染色、GMS 染色、PAS。隐球菌的组织学染色表现为球形或椭圆形，仅依靠 HE 染色很难辨别隐球菌，而 GMS 染色和 PAS 可以辨别。

（六）抗感染治疗

隐球菌病的治疗取决于感染部位、疾病严重程度和宿主免疫状态，疗程长，难度大，预后差。目前指南推荐两性霉素 B 制剂联合 5－氟胞嘧啶作为脑膜炎、播散性感染或中重度肺部感染首选的诱导治疗方案，而氟康唑常用于序贯巩固和维持治疗。

1. 隐球菌病治疗方案：近 5 年各指南对不同免疫状态下、不同人群的隐球菌性脑膜脑炎、播散性隐球菌病以及重症肺隐球菌病均推荐首选两性霉素 B 制剂联合 5－氟胞嘧啶诱导治疗，对于轻症肺隐球菌病推荐单用氟康唑治疗。

中国已有氟康唑耐药隐球菌的报道，这可能是治疗失败或复发的原因之一。此外单用氟康唑进行诱导治疗易引起继发性耐药，而多烯类如两性霉素 B 罕见耐药。目前抗隐球菌的药物主要有两性霉素 B 制剂、氟康唑和 5－氟胞嘧啶，种类有限、毒性反应各异，且有耐药菌出现，因此新药或老药新用的研究也不容忽视。抗隐球菌的新药包括 Mycograb、18B7、APX001 等，研究进展缓慢。也有部分老药新用发现对隐球菌有抗菌活性。如抗抑郁药物盐酸度洛西汀对新型隐球菌和格特隐球菌及其生物膜具有良好的体外抗菌活性，抗疟疾药物（酚氨喹或 Halofantrine）联合两性霉素 B 能够降低小鼠肺和脑隐球菌病的菌量负担和死亡率。

2. 抗逆转录病毒治疗（Antiretroviral Therapy，ART）的时机：HIV 感染并发隐球菌病的治疗取决于抗 HIV 和宿主免疫状态的恢复。ART 过早与免疫重建炎症综合征（Immune Reconstitution Inflammatory Syndrome，IRIS）的发病率和死亡率增加有关，过晚会导致隐球菌感染控制不佳和 HIV 感染的其他并发症发生率增加。结合现有文献报道，指南推荐开始抗真菌治疗 4～6 周后启动 ART。

3. 颅内高压：隐球菌性脑膜脑炎患者并发颅内高压与隐球菌菌量相关。有 50%～70% 隐球菌性脑膜炎患者会并发颅内高压，与死亡率显著相关。有效的管理颅内高压是治疗隐球菌性脑膜炎的关键部分。脑脊液引流是降低颅内高压的有效手段，包括治疗性腰椎穿刺、腰大池引流、V－P 分流术等。目前国外多个指南认为药物降低颅内高压依据较少而并未推荐使用药物（如糖皮质激素、甘露醇、呋塞米和乙酰唑胺）来降低颅内高压。但国内共识及指南则未否认药物降低颅内高压的作用。

4. IRIS：IRIS 是 HIV 相关隐球菌病的并发症之一，与 ART 启动后 Th1 细胞免疫的恢复和随后的过度反应相关，通常发生在 ART 开始后 2 周至 3 个月之间。IRIS 发生的危险因素包括 CD4＋T 淋巴细胞计数<50 个/mL、高真菌负荷、高血清或脑脊液隐球菌抗原滴度、脑脊液检查提示无炎症和宿主免疫快速恢复。宿主免疫重建可能会产生类似于隐球菌病恶化的不良后遗症，引起淋巴结炎、蜂窝织炎、无菌性脑膜炎、脑积水和肺结节等。目前，尚无用于诊断 IRIS 的实验室标志物和临床标准，需排除隐球菌病的复发和恶化。对于 IRIS 的治疗主要包括治疗性腰椎穿刺和对症处理，如止吐、抗癫痫等，不需要停止 ART。糖皮质激素可考虑用于隐球菌性脑膜炎相关的严重 IRIS，推荐对治疗性腰椎穿刺无反应患者使用大剂量泼尼松龙或泼尼松 [0.5～1.0mg/（kg·d）] 或地塞米松 [0.2～0.3mg/（kg·d）]，疗程 4～6 周。也有文献报道可使用阿达木单抗、沙利度胺等。

5. 感染后炎症反应综合征（Post－infectious Inflammatory Response Syndrome，PIIRS）：被定义为经最佳治疗脑脊液真菌培养转阴后，免疫力正常非 HIV 的隐球菌性脑膜脑炎患者神经系统症状发生恶化，与预后差相关。诊断 PIIRS 的主要标准包括精神状态/认知能力无变化或下降、非屈光性视力缺陷和听力变化。对于免疫力正常患者，在两性霉素 B 初治脑脊液培养转阴时，有以下情况支持诊断：脑脊液白细胞计数和蛋白升高，葡萄糖降低；脑脊液炎性标志物 IL－6 和可溶性 CD25 水平升高；脑脊液活化免疫细胞（HLADR＋CD4、HLADR＋CD8、NK细胞和单核细胞）计数升高；头部MRI异常表现（软脑膜增强、脉络膜炎、室管膜炎等）。指南推荐糖皮质激素可考虑用于治疗PIIRS，但尚无关于剂量和疗程的推荐。有文献综述指出目前有两种常见方法用于治疗PIIRS：甲强龙（1g/d，静脉注射，5～7天）脉冲治疗或低剂量地塞米松（10～20mg/d，静脉注射）或泼尼松龙［1mg/（kg·d），口服］减量治疗。除了糖皮质激素，也有报道可使用非甾体抗炎药、干扰素－γ、肿瘤坏死因子－α拮抗剂以及沙利度胺。

近5年关于隐球菌病治疗的指南推荐见表4－6。

表4－6　近5年关于隐球菌病治疗的指南推荐

指南/适合人群		抗真菌方案		
		诱导期	巩固期	维持期
2024 ECMM/ SHAM/ ASM 全球指南：隐球菌病的诊断与管理	隐球菌性脑膜脑炎	首选：L－AmB 3～4mg/（kg·d）＋5－FC 25mg/kg qid（HIV/AIDS、播散性隐球菌病、重症非隐球菌瘤肺隐球菌病：疗程2周；SOT、非 HIV/AIDS/非SOT：疗程≥2周；非 HIV/AIDS格特隐球菌、隐球菌瘤：疗程4～6周）；或 L－AmB 10mg/kg 单次给药＋5－FC 100mg/（kg·d）＋FLCZ 1200 mg/d，疗程2周	首选：FLCZ 400～800mg/d，疗程8周	首选：FLCZ 200mg/d，疗程12个月
	轻症肺隐球菌病	FLCZ 400～800mg/d，疗程6～12个月		

指南/适合人群		抗真菌方案		
		诱导期	巩固期	维持期
艾滋病合并隐球菌病诊疗专家共识（2024年更新版）	隐球菌性脑膜脑炎	首选：AmB－D 0.7～1mg/（kg·d）＋5－FC 100mg/（kg·d），疗程≥2周；或AmB－D 0.7～1.0mg/（kg·d）＋5－FC 100mg/（kg·d），疗程1周，序贯FLCZ 1200mg/d，疗程1周；或L－AmB 10mg/kg单次给药＋5－FC 100mg/（kg·d）＋FLCZ 1200mg/d，疗程2周	首选：FLCZ 800mg/d，疗程≥8周；次选：ITCZ或VRCZ	首选：FLCZ 200mg/d，疗程≥1年；次选：ITCZ或AmBD[1mg/（kg·w）]
	合并隐球菌抗原血症	FLCZ 800～1200mg/d，疗程2周	FLCZ 400mg/d，疗程8周	FLCZ 200mg/d，直到获得完全性病毒抑制、CD4＋细胞＞100个/μL，并维持3个月
2022 WHO指南：成人、青少年和儿童HIV感染者隐球菌病的诊断、预防和管理	隐球菌性脑膜脑炎	成人首选：L－AmB 10mg/kg单次给药＋5－FC 100mg/（kg·d）＋FLCZ 1200mg/d，疗程2周；次选：AmB－D＋5－FC疗程1周，序贯FLCZ疗程1周；或FLCZ＋5－FC；或L－AmB＋FLCZ；或AmB－D＋FLCZ	FLCZ 800mg/d，疗程8周	FLCZ 200mg/d，直到病毒抑制、免疫重建（CD4＋细胞＞200mm³）
	非隐球菌性脑膜脑炎	FLCZ 800mg/d疗程2周，随后400mg/d疗程8周		FLCZ 200mg/d
2019 JSMM临床实践指南：隐球菌病的诊断和治疗（概要）	隐球菌性脑膜脑炎	首选：L－AmB 3～4mg/kg qd＋5－FC 25mg/kg qid，疗程≥2周（直到CSF培养阴性）；次选：L－AmB或L－AmB＋FLCZ或FLCZ＋5－FC或FLCZ或VRCZ	首选：FLCZ 400mg qd，疗程≥8周；次选：ITCZ或VRCZ	首选：FLCZ 200mg qd；次选：VRCZ
	肺隐球菌病（广泛病变或肿块阴影）	首选：L－AmB 3～4mg/kg qd＋5－FC 25mg/kg qid，疗程4～6周	—	首选：FLCZ 400mg qd，疗程6～18个月

指南/适合人群		抗真菌方案		
		诱导期	巩固期	维持期
2019 AST 指南：实体器官移植中的隐球菌病	隐球菌性脑膜脑炎/播散性隐球菌病/中重症肺隐球菌病	首选：L－AmB 3～4mg/(kg·d) 或 ABLC 5mg/(kg·d) ＋ 5－FC 100mg/(kg·d)，疗程≥2周；次选：L－AmB 3～4mg/(kg·d) 或 ABLC 5mg/(kg·d)，疗程4～6周	FLCZ 400～800mg/d，疗程8周	FLCZ 200～400mg/d，疗程至少6～12个月
	无症状/轻症肺隐球菌病	FLCZ 400mg/d，疗程6～12个月		

注：欧洲医学真菌学联盟，European Confederation of Medical Mycology，ECMM；国际人类与动物真菌学学会，International Society for Human and Animal Mycology，ISHAM；美国微生物学会，American Society for Microbiology，ASM；日本医学真菌学学会，Japanese Society for Medical Mycology，JSM；5－FC，5－氟胞嘧啶；FLCZ，氟康唑；ITCZ，伊曲康唑；VRCZ，伏立康唑。

（七）预防

目前尚无疫苗能够预防隐球菌病。由于隐球菌病的发生具有普遍性和散发性，预防面临挑战。全球防控隐球菌病的最重要部分是 HIV 感染的早期诊断和 ART 重建宿主免疫力。在低 CD4＋T 淋巴细胞计数的 HIV/AIDS 患者中，预防性初级抗真菌治疗可降低隐球菌的发病率和直接死亡率。WHO 指南推荐对于 CD4＋T 淋巴细胞计数<100 个/mL 的 HIV/AIDS 成人患者，若无法检测隐球菌荚膜抗原，可予以氟康唑进行初级预防。开始或重新开始 ART 前，对隐球菌荚膜抗原阳性人群监测抗原，预先进行抗真菌治疗以防进展为侵袭性隐球菌病。对于 SOT 受者，目前不推荐移植前常规筛查隐球菌抗原和移植术后预防性抗真菌治疗，对于有隐球菌病病史、需要加强免疫抑制的移植受者可根据个体情况进行二级预防。

主要参考文献

[1] Zavala S, Baddley JW. Cryptococcosis [J]. Semin Respir Crit Care Med，2020，41 (1)：69－79.

［2］ Gushiken AC SK, Baddley JW. Cryptococcosis ［J］. Infect Dis Clin North Am, 2021, 35 (2): 493−514.

［3］ Chang CC, Harrison TS, Bicanic TA, et al. Global guideline for the diagnosis and management of cryptococcosis: an initiative of the ECMM and ISHAM in cooperation with the ASM ［J］. Lancet Infect Dis, 2024, S1473−3099 (1423): 00731−00734.

［4］ Meya DB WP. Cryptococcal disease in diverse hosts ［J］. N Engl J Med, 2024, 390 (17): 1597−1610.

［5］ Boulware DR, Rolfes MA, Rajasingham R, et al. Multisite validation of Cryptococcal antigen lateral flow assay and quantification by laser thermal contrast ［J］. Emerg Infect Dis, 2014, 20 (1): 45−53.

［6］ Su Y, Miao Q, Li N, et al. Diagnostic accuracy of metagenomic next−generation sequencing for cryptococcosis in immunocompetent and immunocompromised patients ［J］. Front Cell Infect Microbiol, 2022, 12: 997256.

［7］ Baddley JW, Forrest GN. AST Infectious Diseases Community of Practice. Cryptococcosis in solid organ transplantation−guidelines from the American Society of Transplantation Infectious Diseases Community of Practice ［J］. Clin Transplant, 2019, 33 (9): e13543.

［8］ Yang C, Bian Z, Blechert O, et al. High prevalence of HIV−related cryptococcosis and increased resistance to fluconazole of the cryptococcus neoformans complex in Jiangxi Province, South Central China ［J］. Front Cell Infect Microbiol, 2021, 11: 723251.

［9］ Spadari CC, Wirth F, Lopes LB, et al. New approaches for cryptococcosis treatment ［J］. Microorganisms, 2020, 8 (4): 613.

［10］ Rehem AR, da Gama Viveiro LR, De Souza Santos E, et al. Antifungal and antibiofilm effect of duloxetine hydrochloride against cryptococcus neoformans and cryptococcus gattii ［J］. Folia Microbiol (Praha), 2024, 69 (6): 1247−1254.

［11］ Freitas GJC, Ribeiro NQ, Gouveia−Eufrasio L, et al. Antimalarials and amphotericin B interact synergistically and are new options to treat cryptococcosis ［J］. Int J Antimicrob Agents, 2023, 62 (1): 106807.

［12］ Anjum S, Dean O, Kosa P, et al. Outcomes in previously healthy Cryptococcal meningoencephalitis patients treated with pulse taper corticosteroids for post−infectious inflammatory syndrome ［J］. Clin Infect Dis, 2021, 73 (9): e2789−e2798.

[13] Liu J, Liu J, Qin BE, et al. Post－infectious inflammatory response syndrome in an HIV－negative immunocompetent elderly patient with Cryptococcal meningitis: a case report and literature review [J]. Front Immunol, 2022, 13: 35281037.

[14] 中华医学会感染病学分会艾滋病丙型肝炎学组, 陈耀凯, 李太生, 等. 艾滋病合并隐球菌病诊疗专家共识（2024 年更新版）[J]. 中国艾滋病性病, 2024, 30 (5): 447－458.

[15] 刘正印, 王贵强, 朱利平, 等. 隐球菌性脑膜炎诊治专家共识 [J]. 中华内科杂志, 2018, 57 (5): 317－323.

[16] Izumikawa K, Kakeya H, Sakai F, et al. Executive summary of JSMM clinical practice guidelines for diagnosis and treatment of cryptococcosis 2019 [J]. Med Mycol J, 2020, 61 (4): 61－89.

（权敏，卢家桀）

三、毛孢子菌病

毛孢子菌（*Trichinosis*）是人体正常微生物，可引起人体浅表感染和侵袭性感染，其所致侵袭性疾病称为毛孢子菌病，几乎只发生在免疫功能低下者，严重者可致命。

（一）分类学

毛孢子菌属于真菌界（Fungi）、担子菌门（Basidiomycota）、伞菌亚门（Agaricomycotina）、银耳纲（Tremellomycetes）、毛孢子菌目（Trichosporonales）、毛孢子菌科（Trichosporonaceae），为酵母样真菌。

（二）常见生存环境和人体部位

毛孢子菌广泛存在于自然界中，主要分布于热带和温带温度较高的地区，主要见于土壤，河流、湖泊、海水等水域，腐烂的木材，奶酪，金龟子，以及鸟类、鸽子、蝙蝠和牛的粪便中。

在人体，毛孢子菌作为皮肤、呼吸道和胃肠道的常见共生菌，短暂定植于呼吸道、皮肤和阴道。作为一种条件致病菌，在人体的黏膜表面、粪便、痰液和毛发可培养出毛孢子菌。

（三）常见感染部位

毛孢子菌能引起浅表感染、变态反应性疾病（夏季型超敏性肺炎），以及免疫功能低下者的侵袭性感染。由于本手册仅讨论深部真菌感染，故不介绍由毛孢子菌引起的浅表感染。

侵袭性感染：毛孢子菌所致侵袭性感染仅见于免疫功能低下者，大多数病例见于血液系统恶性肿瘤患者，特别是有中性粒细胞减少者。毛孢子菌感染可分为播散型和局部型。播散型更常见，患者常有急性发热，迅速进展为多器官功能障碍，血培养多阳性。可涉及血流、肺部、肾、皮肤、肝和脾、骨骼［如脊柱（特别是椎间盘）］等部位。局部型感染见于心脏瓣膜（人工瓣膜、注射吸毒者）、中枢神经系统、腹膜（特别是腹膜透析者）、手术伤口。

浅表感染和全身感染均可导致过敏性肺炎，好发于潮热的夏季，患者反复吸入空气中的毛孢子菌孢子，发生Ⅲ型或Ⅳ型变态反应。

（四）危险因素

侵袭性毛孢子菌感染主要见于血液系统恶性肿瘤和其他免疫抑制相关疾病的患者，浅表毛孢子菌感染和过敏性肺炎主要见于免疫功能正常者。

浅表毛孢子菌感染的传播方式尚不清楚，危险因素包括密切接触、不良卫生习惯（如在不流动的水中洗澡）、长发和局部皮肤黏膜潮湿。文献报道，年轻男性出现生殖器症状的概率为40%，男男性行为直肠定植率明显高于异性恋男性（13% vs 2.5%），结节性毛孢子菌病（又称毛干结节病）可通过性传播。

对于侵袭性毛孢子菌感染，尽管进行了抗真菌治疗，但死亡率仍达50%～80%。其发生风险有：

1. 免疫抑制状态：恶性肿瘤、器官移植、中性粒细胞减少、糖尿病、使用类固醇治疗等。

2. 化疗：化疗诱导上皮细胞损伤。

3. 免疫功能缺陷：HIV/AIDS 患者，包括 HIV/AIDS 早产儿。

4. 终末期肾病：重点人群是正在接受透析的患者。

5. 严重烧伤：皮肤完整性破坏，毛孢子菌可直接侵染伤口。

6. 肺囊性纤维化。

7. 低出生体重新生儿。

8. 血管内有导管：破坏皮肤完整性。

9. 心脏瓣膜手术：毛孢子菌心内膜炎的瓣膜赘生物往往体积庞大，更易发生栓塞并发症，造成缺血性疾病。

10. 静脉吸毒者：可引起自体毛孢子菌感染性心内膜炎。

11. 持续性不卧床腹膜透析中的腹膜炎、伤口感染、脊髓造影后脑膜炎、白内障手术后眼内炎由毛孢子菌直接感染所致。

（五）临床表现

毛孢子菌引起的侵袭性感染见于免疫功能缺陷或中性粒细胞减少（特别是粒细胞缺乏）的患者，多为内源性感染。急性播散性毛孢子菌病患者常在原有疾病的基础上，病情突然恶化，出现高热，心率和呼吸增快，病情进展迅速，血压下降，甚至昏迷、休克，表现为一个或多个器官损害，在发病数天或 1 个月左右死亡。

毛孢子菌感染常见侵犯部位为血流及肾，其次为肺、胃肠道、皮肤，有时累及肝、脾、心内膜、中枢神经系统、眼睛等。

1. 肺：患者可出现呼吸困难，咳嗽伴痰中带血。病变主要累及细支气管及肺泡。胸部电子计算机断层扫描（Computed Tomography，CT）常显示肺泡弥漫性浸润，大叶性浸润、网状结节状浸润和空洞也可见到。痰中可检出病原菌。

2. 肾：患者常有镜下血尿、蛋白尿和红细胞管型，可进展为肾衰竭。播散性毛孢子菌病患者的尸检几乎都可见肾受累。尿液常可检出病原菌。

3. 皮肤病变：出现在 1/3 的播散性毛孢子菌病患者中。表现为躯干和四肢的紫癜性丘疹和结节，有时可形成大疱。丘疹中心发生坏死、焦痂或溃疡。

4. 仅局限于单个器官：腹膜或手术伤口、眼睛（术后）毛孢子菌感染。

5. 血管栓塞：警惕毛孢子菌菌栓形成。患者突发缺血性事件，特别是有心脏瓣膜疾病者。

6. 中枢神经系统感染，主要症状为头痛、恶心、呕吐和发热。

7. 合并其他部位：毛孢子菌腹膜炎可以是持续不卧床腹膜

透析的一种并发症。毛孢子菌在播散过程中可引起骨骼受累，特别是脊柱受累，如脊椎椎间盘炎。

8. 慢性播散性毛孢子菌病患者病程可持续数月，呈进行性衰弱，可有多处肝和脾病变，并伴有发热和血清碱性磷酸酶水平升高。

（六）诊断

诊断侵袭性毛孢子菌感染通常依赖于患者基础疾病、临床表现、实验室检查以及病理学检查。毛孢子菌病的病原学诊断方法可以分为镜检、培养和分子生物学方法。

无菌标本培养出毛孢子菌提示侵袭性毛孢子菌感染。血液、尿液、痰液、脑脊液和组织中均可培养出毛孢子菌。根据病变累及部位，选择相应的病变组织送检。

1. 血培养：有急性发热的毛孢子菌病患者的血培养常呈阳性。

2. 皮损培养：一旦有皮损，送皮损涂片及培养。

3. 尿培养：在播散性毛孢子菌感染时，尿液可能是第一个培养呈阳性的标本。

4. 皮肤活检，组织病理学可见：①真皮内肉芽肿性炎；②分隔菌丝、多数关节孢子、少量假菌丝及芽生孢子；③血栓栓塞性血管炎、血管周围炎，小血管内可见真菌栓塞。

5. BALF：肺炎患者的 BAFL（送真菌涂片，培养，脱落细胞）培养可检出毛孢子菌。

6. 新型隐球菌多糖抗原检测：阳性偶可提示播散性毛孢子菌病，阴性不能排除。

7. 快速分子诊断方法，如基于 DNA 的微阵列、PCR 和焦磷酸测序是新的可用于诊断的检测手段。

8. mNGS：所有标本均可送检。

对于播散性患者，需进行胸部、腹部及盆腔 CT 扫描。疑似心内膜炎，毛孢子菌在实验室常规培养基均能较好生长。在固体培养基上，1 周菌落生长良好。黏膜、痰液和尿液培养出毛孢子菌可能代表定植，需结合临床背景解读。而在中性粒细胞减少的患者中，任何标本中培养出毛孢子菌，均应考虑致病菌的可能。

（七）抗感染治疗

由于大多数感染者存在严重免疫抑制和重度基础疾病，所以毛孢子菌侵袭性感染通常极难治疗。最佳抗真菌剂和疗程尚不清楚。可根据体外药敏数据和临床经验给出暂时性推荐。

具有抗毛孢子菌作用的药物主要是唑类，如氟康唑、伊曲康唑、泊沙康唑。伏立康唑和艾沙康唑，其抗菌活性如下：伏立康唑最高；其次是伊曲康唑、泊沙康唑和艾沙康唑，三者的活性相当；氟康唑最低。多烯类活性低于唑类，两性霉素 B 脂质体优于两性霉素 B，5－氟胞嘧啶与两性霉素 B 联用具有一定的协同抗毛孢子菌作用。唑类与多烯类仅能抑制真菌生长，不能杀菌。棘白菌素类不具有抗毛孢子菌活性。

对于中性粒细胞减少和播散性患者，伏立康唑可作为一线用药，首日每次 6mg/kg，每 12 小时 1 次，共 2 剂，然后每次 4mg/kg，每天 2 次。作为二线用药，可使用伊曲康唑和氟康唑。对于严重和长期中性粒细胞减少者、播散性患者，抗真菌治疗效果非常有限，可试用伏立康唑联合两性霉素 B 脂质体（每天 5mg/kg，静脉给药），或联合两性霉素 B（每天 0.7～1.0mg/kg，静脉给药），联用 1～2 周，培养结果伏立康唑敏感，病情稳定或好转者，可改为伏立康唑（每次 200mg，每天 2 次）口服维持治疗。

1. 使用伏立康唑，第 5 治疗剂量前需监测伏立康唑血药浓度，维持血药浓度在 1.0～5.5mg/L，同时观察有无药物不良反应。

2. 使用两性霉素 B 制剂，监测两性霉素 B 血药浓度、肾功能、电解质，有无输注相关不良反应。

3. 针对病因抗真菌治疗的同时，更需要关注患者的基础疾病及免疫状态，这也是治疗毛孢子菌侵袭性感染的关键因素。

4. 中性粒细胞减少或缺乏者使用细胞刺激因子增加中性粒细胞计数。

5. 减少糖皮质激素或其他免疫抑制药物的剂量。

6. 有局部伤口感染或心内膜炎的患者可能需要清创或手术。

7. 目前尚无针对肺部或脑部病变的手术经验。

8. 导管相关真菌菌血症患者应拔除静脉导管。

9. 对于以下病例，可能需要长期抑制治疗，推荐口服伏立康唑。①康复后的晚期复发病例；②心内膜炎或中枢神经系统受累的患者；③慢性免疫抑制患者，如器官移植患者。

部分患者会痊愈，且在停药后病情稳定。如随后再次出现免疫功能受损，如给予重复化疗或抗排斥治疗，一般应重启全身性抗真菌治疗。对于中性粒细胞减少患者，需要警惕在预防性使用两性霉素 B、氟康唑和伏立康唑时出现突破性真菌感染。

（八）预防

1. 保持环境及个人卫生，养成良好的生活习惯。特别是在高温及潮湿气候下，更应该加强会阴部等隐秘部位的清洁及干燥。

2. 具有高危因素者，应煮沸消毒内衣、内裤、帽子、梳子、枕巾等，不穿他人衣物。加强对公共浴池的管理。

3. 去除诱发因素，增强机体免疫力，尤其是增加中性粒细胞数量，加强营养和基础疾病护理。

主要参考文献

[1] Chen SC, Perfect J, Colombo AL, et al. Global guideline for the diagnosis and management of rare yeast infections: an initiative of the ECMM in cooperation with ISHAM and ASM [J]. Lancet Infect Dis, 2021, 21 (12): e375-e386.

[2] 秦启贤，秦立模，章强强，等. 临床真菌学 [M]. 上海：上海医科大学出版社，2001.

（钟册俊，陈恩强）

四、其他酵母感染

临床致病的酵母及酵母样真菌除了常见的子囊菌门酵母纲的念珠菌属以及担子菌门的隐球菌属和毛孢子菌属外，还包括其他真菌，按照其致病的差异，可大致分类为马拉色菌，红酵母，与白念珠菌致病类似的子囊菌门酵母纲的其他酵母，与隐球菌致病类似的担子菌门的 *Papiliotrema* 属、*Naganishia* 属等，以及与毛孢子菌致病类似的担子菌门银耳纲毛孢子目科的其他属真菌。

（一）马拉色菌

马拉色菌（*Malassezia*）是一类常见的酵母，广泛存在于人类和动物的皮肤上。它们是皮肤微生物群的一部分，通常在健康皮肤上共生，但在机体免疫功能低下时，除易导致各种皮肤疾病外，还可导致全身侵袭性感染。

1. 分类学：马拉色菌属于真菌界（Fungi）、担子菌门（Basidiomycota）、马拉色菌纲（Malasseziomycetes）、马拉色菌目（Malasseziales）、马拉色菌科（Malasseziaceae）。

2. 常见生存环境和人体部位：马拉色菌属于嗜脂性酵母，是人类和动物皮肤上的常驻菌群，由于生长依赖于脂质（厚皮马拉色菌除外），主要分布于皮脂丰富部位，如头皮、面部、胸背部，占健康人皮肤定植真菌总量的 50%～80%。

3. 常见感染部位：侵袭性感染见于免疫功能严重受限的情况，如可导致低体重早产儿呼吸窘迫和间质性肺炎、血液系统肿瘤患者血流感染等。

4. 危险因素：高温、潮湿、免疫功能低下等。

5. 相关症状：出现相应器官系统的症状表现及全身炎症反应表现，如发热等。

6. 诊断和治疗。

1）诊断：系统性马拉色菌感染病例见于免疫受限、基础疾病并接受肠外营养（尤其是脂肪乳输注），应通过真菌学检查确诊。

（1）真菌学检查：①镜检，用乳酸酚苯胺蓝直接染色，可查到集簇或散在的孢子；②真菌培养，用含油脂的沙堡琼脂可培养出淡黄色、奶油状酵母样菌落。

（2）组织病理学检查：系统性马拉色菌感染主要表现为中、小血管炎改变，血栓形成和栓塞，可有肉芽肿形成及梗死。

2）治疗：系统性马拉色菌感染轻者停用脂肪乳即可痊愈，重者可选用两性霉素 B、5-氟胞嘧啶、伊曲康唑和氟康唑。

（二）红酵母

红酵母（*Rhodotorula*）是常见的环境酵母，该属共有 40 多种，其中 3 种为罕见的临床致病病原体：胶红酵母（*R.

mucilaginosa)、粘红酵母（*R. glutinis*）和小红酵母（*R. minuta*）。

1. 分类学：红酵母属于真菌界（Fungi）、担子菌门（Basidiomycota）、微球黑粉菌纲（Microbotryomycetes）、锁掷酵母目（Sporidiobolales）、锁掷酵母科（Sporidiobolaceae）。

2. 常见生存环境和人体部位：红酵母是常见的环境酵母，可在土壤、海水和湖水、果汁和牛奶、浴帘和牙刷中找到。其中主要致病的胶红酵母是皮肤、肺、尿液和粪便中常见的污染菌。

3. 常见感染部位：作为条件致病菌，红酵母可定植于导管或透析装置，造成持续性腹膜透析患者真菌性腹膜炎，其中胶红酵母占 74%～79%，其次是粘红酵母（约 7.7%）。作为导管相关性感染中的重要致病菌，红酵母感染常发生在癌症化疗、细菌性心内膜炎和其他消耗性疾病的患者中，表现为败血症、心内膜炎、腹膜炎、脑膜炎和脑室炎等。

4. 危险因素：同白念珠菌。

5. 诊断和治疗。

1）诊断：由于其毒力较弱，患者可能会出现发热等表现，结合临床样本的真菌培养可见在葡萄糖蛋白胨琼脂上形成有特征性的珊瑚色黏液样菌落，镜检显示单芽生孢子，无菌丝或子囊孢子，结合生化及质谱等方式可鉴定。

2）治疗：一般更换导管或透析装置后，感染即可被清除。在感染持续时，两性霉素 B 治疗有效。

（三）红冬孢锁掷孢酵母

红冬孢锁掷孢酵母（*Rhodosporidiobolus*）是常见的环境酵母，该属共有 10 多种，为罕见的临床致病病原体，截至目前，临床报道致病的仅有河道红冬孢锁掷孢酵母（*Rhodosporidiobolus fluvialis*）。

1. 分类学：红冬孢锁掷孢酵母属于真菌界（Fungi）、担子菌门（Basidiomycota）、微球黑粉菌纲（Microbotryomycetes）、锁掷酵母目（Sporidiobolales）、锁掷酵母科（Sporidiobolaceae）。

2. 常见生存环境和人体部位：红冬孢锁掷孢酵母是常见的环境酵母，可在高山森林土壤、海水、切叶蚁排泄物、食物残渣和植物中找到。其中临床致病的河道红冬孢锁掷孢酵母自血液样本中分离得到。

3. 常见感染部位：作为罕见致病菌，目前对于其临床致病性的报道共有 2 例，均分离自患者的血液样本，均为河道红冬孢锁掷孢酵母。一例来自一名 61 岁的免疫抑制男性患者，患有重症急性胰腺炎和急性肾损伤，接受了氟康唑和卡泊芬净治疗，最终因多器官衰竭死亡；另一例来自一名 85 岁的男性患者，患有室性心律失常、呼吸衰竭、肺炎、冠心病和糖尿病，接受了氟康唑治疗，因呼吸衰竭死亡。

4. 危险因素：同白念珠菌。

5. 诊断和治疗。

1）诊断：结合患者症状、体征及培养或分子鉴定结果可确诊，该菌在酵母麦芽（Yeast Malt，YM）琼脂平板上菌落呈圆形，凸起，红黄色。目前该菌已被报道病例均为免疫受限人群的侵袭性感染。

2）治疗：红冬孢锁掷孢酵母体外药敏试验显示，其对氟康唑和卡泊芬净有耐药性，对 5−氟胞嘧啶和两性霉素 B 敏感，但 5−氟胞嘧啶治疗易快速出现耐药性。因此，如确定为其导致的感染，临床治疗上宜首选两性霉素 B。除此之外，体温可诱导该真菌的遗传学突变，出现有利于假菌丝生长、增加毒力的突变，该突变可能导致此类菌种对 3 种最常用的一线抗真菌药物（氟康唑、卡泊芬净和两性霉素 B）产生泛耐药性。动物实验提示多黏菌素 B 对于温度诱导突变的菌株有较强抗菌活性，但其临床应用效果尚无确切证据。

（四）与白念珠菌、隐球菌、毛孢子菌致病类似的其他酵母及酵母样真菌

临床上子囊菌门、酵母纲、酵母目、德巴酵母科以白念珠菌属的白念珠菌为主，除此之外与白念珠菌致病类似的其他科及其他属的临床致病菌较为多见的包括长孢洛德酵母（*Lodderomycese longisporus*）、皱褶念珠菌复合体（*Diutina rugosa* complex）、汉逊德巴利酵母（*Debaryomyce shansenii*）、季也蒙念珠菌（*Meyerozyma guilliermondii*）等。同样，与隐球

菌致病类似的担子菌门的 *Papiliotrema* 属、*Naganishia* 属等，以及与毛孢子菌致病类似的担子菌门银耳纲毛孢子目科的其他属真菌，其分类学、常见生存环境和人体部位、感染部位等均归纳至附表，未予详细说明部分同白念珠菌、隐球菌、毛孢子菌。

菌种鉴定及来源见表 4-7。

表 4-7 菌种鉴定及来源

菌名	曾用名	错误鉴别	环境来源	共生部位	感染类型
Debaryomyces hansenii	*Saccharomyces hansenii*	*Candida famata*	环境常见分离株	皮肤	血流感染
Diutina rugosa	*Candida rugosa*	NA	海水、土壤、牛粪	皮肤、粪便	导管相关血流感染
Lodderomyces elongisporus	*Saccharomyceselongisporus*	*Candida parapsilosis*, *C. orthopsilosis*, *C. metapsilosis*	土壤、不含酒精的饮料	皮肤	指(趾)甲、血流感染
Meyerozyma guilliermondii	*Candida guilliermondii*	NA	海水、动物粪便、黄蜂、酪乳、皮革、鱼和啤酒	皮肤	血流感染
Kluyveromyces marxianus	*Saccharomyces marxianus*, *Candida kefir*, *Candida pseudotropicalis*	*Kluyveromycescicerisporus*, *K. fragilis*	奶酪、乳制品	皮肤	皮肤局限性致病
Clavispora lusitaniae	*Candida lusitaniae*, *Clavisporaimtechensis*	*Candida tropicalis*	动物消化道、粪便、玉米粉、柑橘皮、果汁、牛奶	皮肤、粪便	播散性致病:血流感染、肾盂肾炎
Nakaseomyces glabratus	*Cryptococcusglabratus*, *Candida glabrata*	*Nakaseomyces bracarensis*, *N. nivariensis*	土壤、水	皮肤、尿液	血流感染、肾盂肾炎、肺部感染、心内膜炎
Pichiakudriavzevii	*Candida krusei*, *Issatchenkia orientalis*	*Candidaacidothermophilum*	啤酒、奶制品、皮肤、动物粪便	胃肠道、消化道、泌尿道	婴儿腹泻
Pichianorvegensis	*Candidanorvegensis*	NA	啤酒、奶制品、皮肤、动物粪便	皮肤	长期腹膜透析者播散性念珠菌病、腹膜炎、播散性念珠菌病

菌名	曾用名	错误鉴别	环境来源	共生部位	感染类型
Cyberlindnera fabianii	Candida fabianii, Pichia fabianii	Candida utulis	广泛存在, 酿制黄酒	皮肤、消化道、呼吸道、泌尿道	血流、尿路、关节腔感染、坏死性小肠炎
Wickerhamomyces anomalus	Saccharomyces anomalus, Candida pelliculosa, Candida beverwijkiae	NA	土壤、谷物、水果和温血动物皮肤、粪便	NA	NA
Saccharomyces cerevisiae, baker's yeast	Candida robusta, Saccharomyces capensis, Saccharomyces italicus, Saccharomyces oviformis, Saccharomyces diastaticus	NA	酿酒酵母	皮肤、消化道共生菌	NA
Torulaspora delbrueckii	Candida colliculosa	NA	环境	NA	念珠菌病罕见病因
Yarrowia lipolytica	Candida lipolytica	NA	环境	NA	念珠菌病罕见病因
Naganishia albida	Cryptococcus albidus, C. diffluens	NA	环境	NA	NA
Papiliotrema laurentii	Cryptococcus laurentii	Cryptococcus gattii	环境	NA	真菌血症、中枢神经系统感染、皮肤和软组织感染以及肺炎
Apiotrichum loubieri	Trichosporon loubieri	NA	环境中广泛分布, 尤其是土壤	NA	皮肤, 极罕见
Cutaneotrichosporon cutaneum	Trichosporon cutaneum	NA	动物	NA	皮肤, 罕见

主要参考文献

[1] Rhimi W, Theelen B, Boekhout T, et al. *Malassezia* spp. Yeasts of emerging concern in fungemia [J]. Front Cell Infect Microbiol, 2020, 10: 370.

[2] Tuon FF, de Almeida GM, Costa SF. Central venous catheter — associated fungemia due to *Rhodotorula* spp. —a systematic review [J]. Med Mycol, 2007, 45 (5): 441−447.

[3] Khunnamwong P, Lertwattanasakul N, JindamorakotS, et al. Description of *Diutina* gen. nov., *Diutinasiamensis*, f. a. sp. nov., and reassignment of *Candida catenulata*, *Candida mesorugosa*, *Candida neorugosa*, *Candida pseudorugosa*, *Candida ranongensis*, *Candida rugosa* and *Candida scorzettiae* to the genus *Diutina* [J]. Int J Syst and Evol Micr, 2015, 65: 4701−4709.

[4] Takashima M, Sugita T. Taxonomy of pathogenic yeasts *Candida*, *Cryptococcus*, *Malassezia*, and *Trichosporon* [J]. Med Mycol J, 2022, 63 (4): 119−132.

[5] Kurtzman CP, Robnett CJ, Basehoar−Powers E. Phylogenetic relationships among species of Pichia, Issatchenkia and Williopsis determined from multigene sequence analysis, and the proposal of Barnettozyma gen. nov., Lindnera gen. nov. and Wickerhamomyces gen. nov [J]. FEMS Yeast Res, 2008, 8: 939−54.

[6] Arendrup MC, Boekhout T, Akova M, et al. ESCMID and ECMM joint clinical guidelines for the diagnosis and management of rare invasive yeast infections. Clin. Microbiol [J]. Infect, 2014, 20 (Suppl 3): 76−98.

[7] Spiliopoulou A, Anastassiou ED, Christofidou M. Rhodotorula fungemia of an intensive care unit patient and review of published cases [J]. Mycopathologia, 2012, 174: 301−309.

[8] Huang J, Hu P, Ye L, et al. Pan−drug resistance and hypervirulence in a human fungal pathogen are enabled by mutagenesis induced by mammalian body temperature [J]. Nat Microbiol, 2024, 9 (7): 1686−1699.

[9] Lockhart SR, Messer SA, Pfaller MA, et al. Lodderomyceselongisporus masquerading as Candida parapsilosis as a cause of bloodstream infections [J]. J Clin Microbiol, 2008, 46: 374−376.

[10] Wang Y, Xu J. Lodderomyceselongisporus: an emerging human fungal pathogen [J]. PLoS Pathog, 2023, 19 (9): e1011613.

（胡娅，陈恩强）

第五章　耶氏肺孢子菌

耶氏肺孢子菌（*Pneumocystis jirovecii*，PJ）指感染人类的肺孢子菌，而感染大鼠的称为卡氏肺孢子菌（*Pneumocystis carinii*，PC）。PJ 可在上呼吸道定植，是一种条件致病菌，尤其是对于免疫功能低下人群。以下将对该菌做详细介绍。

一、微生物学特点

肺孢子菌属于真菌界（Fungi）、子囊菌门（Ascomycota）、外囊菌亚门（Taphrinomycotina）、肺孢子菌纲（Pneumocystidomycetes）、肺孢子菌目（Pneumocystidomycetidae）、肺孢子菌科（Pneumocystidaceae）、肺孢子菌属（*Pneumocystis*）。它是一种单细胞生物，主要有 3 种形态：包囊、滋养体和含有孢子的包囊。包囊是重要的诊断形态，孢子子体从包囊中出现，发育成滋养体，滋养体成熟形成包囊，成熟包囊侵入肺泡腔后，破裂脱囊后发育成滋养体，从而在肺泡上皮细胞内寄生、繁殖。

肺孢子菌是一种非典型真菌，区别于其他真菌，有以下特点：①细胞膜缺乏麦角固醇；②细胞壁很脆弱，无几丁质；③无法在体外繁殖，现有的培养基不能培养成功；④每一种肺孢子菌只感染一种宿主物种，而不能感染不同的宿主物种。

肺孢子菌具有严格的宿主物种特异性，感染鼠等动物的肺孢子菌只感染其特异的宿主。

二、常见生存环境及人体部位

正常人作为肺孢子菌的定植源头，可能是免疫抑制宿主的传播来源，潜伏感染比例高，大多数无症状，儿童定植率高于成人，免疫抑制患者定植率高于非免疫抑制人群。该菌可广泛定植于正常人群、免疫抑制人群的上下呼吸道。

三、常见感染部位及发病机制

肺孢子菌包囊通过飞沫、气溶胶进入呼吸道。成熟包囊进入肺泡后破裂，囊内小体脱囊后发育为滋养体，紧贴于肺泡上皮寄生并增殖。包囊多位于肺泡中央，因此，肺孢子菌主要感染部位是肺部。

当宿主免疫力降低时，定植于肺泡腔内的肺孢子菌可侵袭人体。机体的免疫细胞，如巨噬细胞、淋巴细胞、T 淋巴细胞、中性粒细胞均参与针对肺孢子菌的宿主免疫反应，其中巨噬细胞是宿主防御肺孢子菌的中心效应细胞。由于肺孢子菌的保护性免疫可通过 CD4+细胞或通过抗体补充产生，因此，CD4+T 淋巴细胞是重要的抗肺孢子菌细胞。73.1％的肺孢子菌肺炎患者 CD4+T 淋巴细胞<200 个/μL。

四、危险因素

各种因素引起的宿主免疫功能低下，均是发生耶氏肺孢子菌肺炎（Pneumocystis jirovecii pneumonia，PJP）的危险因素。患者包括两大类人群：HIV/AIDS 患者和非 HIV/AIDS 患者。在未经治疗的 HIV/AIDS 患者中，CD4+T 淋巴细胞<200 个/μL 或淋巴细胞总数<20％，患 PJP 的风险增加。非 HIV/AIDS 患者主要有以下基础疾病。

1. 使用糖皮质激素所致的细胞免疫功能低下：是非 HIV/AIDS 患者发生 PJP 最重要的危险因素。有研究显示，PJP 发生前糖皮质激素使用的中位持续时间为 12 周，但也有 25％患者使用时间不足 8 周。

2. 肿瘤：包括血液系统恶性肿瘤和实体肿瘤，其中血液系统恶性肿瘤的 PJP 发生率在 30％～33％，实体肿瘤的 PJP 发生率在 13％～18％。

3. 造血干细胞移植（Hematopoietic Cell Transplantation，HCT）或实体器官移植：接受异基因 HCT 比自体 HCT 发生 PJP 风险更高，发生时间取决于预防治疗的使用。未使用预防治疗者，发生 PJP 中位时间通常为 9 周，而使用预防治疗者，发生时间较晚（中位时间为移植后 25～35 周）。实体器官移植在没有预防治疗的情况下，PJP 发生率在 5％～15％，肺移植和心肺联合移植发生率最高，肾移植发生率最低，通常在术后 1～6 个月以及免疫抑制增强期间。

4. 使用免疫抑制药物：常见的包括化疗药物、靶蛋白抑制剂、生物制剂、抗 CD20 单克隆抗体等。相较于单用糖皮质激素者，联合使用免疫抑制药物者 PJP 发生率更高。

5. 风湿免疫性疾病：在接受免疫抑制剂，尤其是联合治疗的情况下，1%～2%的风湿免疫性疾病患者会发生 PJP。另外，原发性免疫功能缺陷使患者发生 PJP 的风险增加，特别是涉及 T 淋巴细胞免疫的缺陷，如严重联合免疫功能缺陷病、特发性 CD4 ＋T 淋巴细胞减少症，前者似乎是 PJP 患者最常见的基础疾病。

6. 炎症性疾病：整体发生 PJP 的概率约为 22%，其中结节性多动脉炎、肉芽肿性多血管炎、多发性肌炎/皮肌炎较常见。

五、诊断

肺孢子菌肺炎的诊断通常依赖于基础疾病、用药史、临床表现、肺部影像学及实验室检查，HIV/AIDS 及非 HIV/AIDS 患者除原发基础疾病有差别外，其用于诊断的临床表现、肺部影像学及实验室检查均相同，临床表现主要为发热和低氧血症。

（一）肺部影像学

1. 胸片：约 1/4 的 PJP 患者最初胸片正常，最常见的影像学异常表现为弥漫性间质改变或肺泡浸润，少见的表现为肺叶浸润或节段性浸润、囊肿、气胸。

2. 高分辨率 CT（High Resolution CT，HRCT）：PJP 患者 HRCT 的典型表现为弥漫性肺间质浸润，以网状结节影为主，由肺门向外扩展，病情进展时可迅速发展为肺泡实变，病变广泛而成向心性分布。耶氏肺孢子菌可重叠感染真菌或分枝杆菌，CT 表现可不局限于上述改变，对于 HIV/AIDS 患者，典型 HRCT 表现诊断 PJP 的灵敏度为 100%，特异性为 89%，但仍不能作为确诊依据。

3. 其他：对于胸片或 HRCT 正常，又高度怀疑 PJP 者，可考虑氟脱氧葡萄糖－正电子体层扫描成像（Fluorodeoxyglucose Positron Emission Tomography，FDG－PET）、枸橼酸镓－67，灵敏度较高，但目前临床很少用于 PJP 诊断性检查。

(二) 实验室检查

1. CD4＋T 淋巴细胞绝对计数：HIV/AIDS 患者 PJP 发生率随 CD4＋T 淋巴细胞绝对计数下降而升高，大部分 PJP 患者的 CD4＋T 淋巴细胞<200 个/μL。

2. 乳酸脱氢酶（Lactate Dehydrogenase，LDH）：在合并 PJP 的 HIV/AIDS 患者中，90％存在 LDH 水平明显升高，且对预后有一定提示意义，尤其经恰当治疗后 LDH 水平仍升高，提示预后不良。

3. G 试验：HIV/AIDS 患者中，G 试验检测 PJP 具有较高的灵敏度（>90％）和较低的特异性（<80％），所以阴性者存在 PJP 的概率相对较小，且 G 试验检测值的高低与灵敏度及特异性有关。有回顾性研究显示，临界值为 80pg/mL 时，诊断 PJP 的灵敏度和特异性分别为 70％和 81％，>200pg/mL 时，特异性可升至 100％，对 HIV/AIDS 和非 HIV/AIDS 患者同样适用，且结论相近。然而，在使用 G 试验作为诊断评估时，需注意是否存在导致假阳性的因素。

4. 一般真菌染色：包囊的细胞壁可被选择性染色，包括 GMS 染色、甲酚紫染色、Gram－Weigert 染色和甲苯胺蓝 O 染色。另外，Wright－Giemsa 染色和 Diff－Quick 染色可检出包囊和滋养体，但不能使细胞壁染色。这些染色方法很普及，但是检出 PJP 的灵敏度较低。

5. 直接免疫荧光抗体（Direct Fluorescent Antibody，DFA）染色：应用荧光素标记单克隆抗体的免疫荧光染色是诊断 PJP 的首选染色技术，灵敏度高于一般真菌染色。BALF DFA 染色检测 PJP 的灵敏度明显高于痰液和气道抽吸液，但阴性也不能排除 PJP 的诊断。

6. PCR：包括常规 PCR 和定量 PCR。无论患者是否感染 HIV，对临床疑似 PJP，均常规取呼吸道分泌物行 PCR 检测，有助于确诊。PCR 的缺点在于不能区分定植与致病，但对于 PJP 高危人群，PCR 阳性可作为确诊的重要依据。实时定量 PCR（qPCR）能更准确地区分感染和定植，从而提高诊断的准确性。

7. mNGS：由于 PJ 不常规做体外培养，mNGS 可同时检出多种微生物，可用作 PJP 诊断的辅助方法，同样，mNGS 亦不能区分定植和致病。

8. 肺活检：当呼吸道样本无法获取，同时需排除其他疾病时，可采用此方法，诊断 PJP 的灵敏度可达 95%～100%，组织病理学检查具有独特性，表现为泡沫样嗜酸性肺泡渗出物，呈蜂窝状，多形核白细胞和淋巴细胞浸润肺泡间质。由于其较高的风险，需权衡风险与确诊的必要性。

除 G 试验外，PJP 的检测标本均为呼吸道样本，包括痰液、气道抽吸液和 BALF，其中 BALF 检测的灵敏度和特异性高于痰液及气道抽吸液。综上检测方法，PJP 的诊断流程见图 5-1。

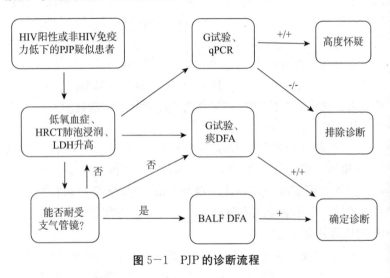

图 5-1 PJP 的诊断流程

六、抗感染治疗

（一）复方磺胺甲噁唑

复方磺胺甲噁唑（Trimethoprim－sulfamethoxazole，TMP－SMX）是一种磺胺类药物，是治疗 PJP 的首选抗菌药物。甲氧苄啶是一种二氢叶酸还原酶抑制剂，磺胺甲噁唑是一种二氢叶酸合成酶抑制剂，两者联合可协同根除肺孢子菌。

TMP－SMX 治疗 PJP 的标准剂量是 15～20mg/(kg·d)，以其中 TMP 的剂量为准，分 3～4 次口服或静脉给药，有合并症者，可考虑低剂量［7.5～15.0mg/（kg·d）］，肾功能不全者需调整用药剂量，疗程为3周。根据疾病严重程度决定是口服还是静脉给药，由于TMP-SMX的口服吸收比较好，对于轻至中度患者，倾向于口服给药，对于重度患者，可静脉给药。目前国内为肌注制剂，可肌注给药。

轻度患者指肺泡动脉氧分压差＜35mmHg和（或）动脉氧分压（PaO_2）≥70mmHg，重度患者指肺泡动脉氧分压差≥45mmHg、动脉氧分压＜60mmHg和（或）存在呼吸肌疲劳导致呼吸衰竭的可能性（如缺氧患者出现呼吸频率高或动脉二氧化碳分压正常或高于正常），中度介于轻度与重度之间。

对TMP-SMX过敏者，应予以脱敏处理（详见药品说明书），但有严重过敏史者，如Stevens-Johnson综合征、中毒性表皮坏死松解症患者，则不应使用TMP-SMX，也不能进行脱敏。

（二）克林霉素

克林霉素通过抑制细菌核糖体50S亚基结合，阻止肽链延长，从而抑制细菌细胞蛋白质合成，在治疗PJP时，需与伯氨喹联合使用才能达到清除肺孢子菌的目的。用法：900mg q6h或600mg q6h静脉输注，或者600mg每天3次或450mg每天4次口服，疗程为3周。

（三）伯氨喹

当与克林霉素联用时，可治疗PJP，用法为30mg每天1次口服，疗程为3周。用药前需检测是否存在葡萄糖-6-磷酸脱氢酶（G-6-PD）缺乏症。

（四）氨苯砜

氨苯砜是一种砜类药物，与TMP-SMX联合治疗PJP，用法为100mg每天1次口服，疗程为3周。曾对TMP-SMX发生严重过敏反应者，应避免使用氨苯砜，用药前也应检测是否存在G-6-PD缺乏。

（五）卡泊芬净

由于PJ细胞壁不含麦角固醇，对唑类和多烯类不敏感。但包

囊细胞壁中的 β-(1,3)-D-葡萄糖是巨噬细胞结合和吞噬的靶点，且可以刺激肺部炎症，其可为棘白菌素类提供靶点。目前有少数病例研究，对于对非 HIV/AIDS 且无血液病患者，TMP-SMX 联合卡泊芬净治疗可作为二线推荐，用法为 50~70mg 每天 1 次静脉输注。但需注意，由于 PJ 滋养体中不存在 β-(1,3)-D-葡萄糖，故一般不推荐棘白菌素类单独用于 PJP 治疗。

（六）静脉用喷他脒

对于不能使用 TMP-SMX 的重度 PJP 患者，可考虑静脉用喷他脒，用法为 4mg/(kg·d)，需严密监测肾功能、淀粉酶及脂肪酶、血糖、血钾、心电图等，一旦出现严重不良反应，及时停药。疗程为 3 周。

（七）阿托伐醌

阿托伐醌用于治疗 PJP 的机制尚未明确，目前国内未上市，可作为 TMP-SMX 过敏 PJP 患者的替代治疗方案，用法为 1500mg 每天 1 次口服。

抗感染方案的选择取决于病情严重程度，但无论病情严重程度如何，首选抗感染药物仍是 TMP-SMX。抗 PJP 替代方案选择见表 5-1。

表 5-1　抗 PJP 替代方案选择

病情严重程度	替代方案	主要不良反应
轻度	克林霉素＋伯氨喹	皮疹、腹泻、发热、胃肠道不适、高铁血红蛋白血症、溶血性贫血、粒细胞减少、艰难梭菌性肠炎
	阿托伐醌	胃肠道不适、皮疹、头痛、转氨酶增高
	TMP-SMX＋氨苯砜	皮疹、发热、胃肠道不适、淋巴结肿大、高铁血红蛋白血症、溶血性贫血、粒细胞减少
	TMP-SMX＋卡泊芬净	皮疹、发热、胃肠道不适、淋巴结肿大、高铁血红蛋白血症、溶血性贫血、粒细胞减少
	阿托伐醌	皮疹、发热、胃肠道不适、淋巴结肿大、高铁血红蛋白血症、溶血性贫血、粒细胞减少

病情严重程度	替代方案	主要不良反应
中度	克林霉素＋伯氨喹	皮疹、发热、胃肠道不适、淋巴结肿大、高铁血红蛋白血症、溶血性贫血、粒细胞减少
	TMP－SMX＋氨苯砜	皮疹、发热、胃肠道不适、淋巴结肿大、高铁血红蛋白血症、溶血性贫血、粒细胞减少
重度	克林霉素＋伯氨喹	皮疹、发热、胃肠道不适、淋巴结肿大、高铁血红蛋白血症、溶血性贫血、粒细胞减少
	静脉用喷他脒	肾毒性、输液反应、高钾血症、高血糖、胰腺炎、心律不齐、转氨酶增高、高血压、低钾血症、低血糖、低钙血症

有数据显示，对于中至重度患者，可推荐糖皮质激素辅助治疗，在一定程度上可改善临床结局及降低死亡率。若患者在接受抗肺孢子菌治疗期间出现临床恶化且符合糖皮质激素治疗标准，也可给予糖皮质激素辅助治疗，推荐方案为泼尼松片 40mg 每天 2 次共 5 天，之后改为 40mg 每天 1 次共 5 天，序贯为 20mg 每天 1 次共 11 天，即总疗程 21 天。对轻至中度患者，糖皮质激素能否获益尚不清楚。

七、随访须知

在 PJP 治疗过程中需密切随访。

1. 患者原有症状及体征是否得到改善，有无出现新发临床表现，且需鉴别是原发疾病还是药物不良反应所致。

2. 治疗期间，建议每 2 周复查血常规、肝肾功能、血糖、电解质、T 淋巴细胞绝对计数、真菌 G 试验、胸部 CT 以及原发疾病相关指标，疗程结束后根据患者情况决定复查项目。

八、预防

由于 PJP 是一种可能危及生命的感染，风险取决于细胞介导免疫功能缺陷程度，推荐对以下人群给予 PJP 预防。

1. HIV/AIDS 患者：CD4＋T 淋巴细胞绝对计数＜200 个/μL 或百分比＜14％。如条件不允许频繁监测 CD4＋T 淋巴细胞绝对计数，计数介于 200~250 个/μL 者也应予以预防。

2. 某些原发性免疫功能缺陷患者：如严重联合免疫功能缺陷、特发性 CD4+T 淋巴细胞减少症或高 IgM 综合征。

3. 实体器官移植者：在应用大剂量免疫抑制剂治疗期间，至少预防 6~12 个月。肺移植受者应终生预防。

4. 异基因 HCT 受者：PJP 预防通常持续 6 个月，且在需治疗移植物抗宿主反应患者中持续时间更长。

5. 自体 HCT 受者：存在血液系统恶性肿瘤，特别当强化治疗或预处理方案包括嘌呤类似物或大剂量糖皮质激素时。

6. 使用糖皮质激素（时间 1 个月以上）、磷脂酰肌醇－3 激酶抑制剂（艾代拉里斯或度维利塞）和 Bruton 酪氨酸激酶抑制剂（如伊布替尼）、烷化剂、可导致淋巴细胞清除的某些单克隆抗体（如抗 CD52 抗体、抗 CCR4 抗体等）的患者。

无磺胺类过敏者，首选 TMP－SMX 作为 PJP 一线预防药物，可以每次 1 片、每天 1 次或每周 3 次。对于磺胺类过敏者，可给予氨苯砜、喷他脒或阿托伐醌。预防持续时间应至患者不再有 PJP 危险因素，不同危险人群略有差异。

尽管 PJ 在自然界中没有确定的储藏所，但有可能通过空气传播，暂无证实有人与人之间传播。因此，除了有效的药物预防之外，医院感染控制仍需作为重点预防措施，建议对免疫功能低下人群进行呼吸道隔离。

主要参考文献

[1] Ma L, Chen Z, Huang da W, et al. Genome analysis of three *Pneumocystis* species reveals adaptation mechanisms to life exclusively in mammalian hosts [J]. Nat Commun, 2016, 7：10740.

[2] Hoving JC, Kolls JK. New advances in understanding the host immune response to *Pneumocystis* [J]. Curr Opin Microbiol, 2017, 40：65-71.

[3] Yale SH, Limper AH. *Pneumocystis carinii* pneumonia in patients without acquiredimmunodeficiency syndrome：associated illness and prior corticosteroid therapy [J]. Mayo Clin Proc, 1996, 71：5.

[4] Leggiadro RJ, Winkelstein JA, Hughes WT. Prevalence of *Pneumocystis carinii* pneumonitis in severe combined immunodeficiency [J]. J Pediatr, 1981, 99：96.

[5] Morjaria S, Frame J, Franco—Garcia A, et al. Clinical performance of (1, 3) Beta—DGlucan for the diagnosis of Pneumocystis Pneumonia (PCP) in cancer patients tested with PCP polymerase chain reaction [J]. Clin Infect Dis, 2019, 69: 1303.

[6] Bateman M, Oladele R, Kolls J K. Diagnosing *Pneumocystis jirovecii* pneumonia: a review of current methods and novel approaches [J]. Medical Mycology, 2020, 58: 1015—1028.

[7] Nagai T, Matsui H, Fujioka H, et al. Low—dose vs conventional—dose trimethoprim—sulfamethoxazole treatment for pneumocystis pneumonia in patients not infected with HIV: a multicenter, retrospective observational cohort study [J]. Chest, 2024, 165: 58.

[8] Panel onguidelines for the prevention and treatment of opportunistic infections in adults and adolescents with HIV. Guidelines for the prevention and treatment of opportunistic infections in adults and adolescents with HIV. National Institutes of Health, Centers for Disease Control and Prevention, and the HIV Medicine Association of the Infectious Disease Society of America [EB/OL]. Available online: https://clinicalinfo. hiv. gov/en/guidelines/hiv — clinical — guidelines — adult — and — adolescent — opportunistic — infections (accessed on 4 November 2022).

[9] Maschmeyer G, Helweg—Larsen J, Pagano J, et al. ECIL guidelines for treatment of *Pneumocystis jirovecii* pneumonia in non—HIV—infected haematology patients [J]. J Antimicrob Chemother, 2016, 71: 2405—2413.

（毕红霞，雷学忠）

第六章　丝状真菌（霉菌）

一、曲霉病

曲霉病是一种机会性感染疾病，由吸入丝状真菌曲霉的孢子引起，最常影响下呼吸道。曲霉引发的疾病形式不同，从一般的过敏到危及生命的感染。临床症状可表现为鼻窦炎、哮喘、肺炎的相应症状或表现为快速进展性系统性全身疾病。

（一）分类学

曲霉属于真菌界（Fungi）、子囊菌门（Ascomycota）、散囊菌纲（Eurotiomycetes）、散囊菌目（Eurotiales）、曲菌科（Aspergillaceae）、曲霉属（*Aspergillus*）。

曲霉属引起人类感染的有 20 余种，其中烟曲霉（*Aspergillus fumigatus*）、黑曲霉（*Aspergillus niger*）、黄曲霉（*Aspergillus flavus*）、土曲霉（*Aspergillus terreus*）、寄生曲霉（*Aspergillus parasiticus*）、赭曲霉（*Aspergillus ochraceus*）、杂色曲霉（*Aspergillus versicolor*）、构巢曲霉（*Aspergillus nidulans*）、白曲霉（*Aspergillus candidus*）等相对常见。95％以上肺曲霉病由烟曲霉感染引起。

（二）常见生存环境

曲霉是环境真菌，常见于水、空气、土壤、发霉的谷物和饲料等。其孢子可通过吸入、食入或外伤等途径感染人体。曲霉可能短时存在于呼吸道，机体的黏膜纤毛及肺泡巨噬细胞可将其清除。若宿主存在呼吸功能改变或免疫功能下降，可引起变态反应性或侵袭性肺部疾病甚至全身多部位感染。

（三）常见感染部位

曲霉感染可以累及全身各部位，最常见为肺部。

1. 原发性浅部曲霉病：不常见，但可发生在烧伤、封闭的敷料下、角膜外伤后（角膜炎）、口腔、鼻、鼻窦及耳道。

2. 肺曲霉病：最常见，分为侵袭性肺曲霉病及非侵袭性肺曲霉病。在肺部可表现为非侵袭性局部慢性感染导致的慢性肺曲霉病（Chronic Pulmonary Pspergillosis，CPA），免疫功能低下者可导致侵袭性肺曲霉病。肺部曲霉还可导致变应性支气管肺曲霉病（Allergic Bronchopulmonary Aspergillosis，ABPA），是人体对曲霉发生变态反应，导致与真菌侵袭组织无关的肺部炎症。

3. 肺外侵袭性曲霉病：发生于严重免疫功能低下者。常从皮肤病变、鼻窦炎或肺炎开始，可能通过血液传播累及肝、肾、胃肠道、脑部及其他组织。曲霉也可通过眼外伤、手术、血液途径播散引起眼内炎，也可引起心血管植入术后感染。

（四）危险因素与宿主因素

1. 侵袭性曲霉病（Invasive Aspergillosis，IA）的宿主因素：①重度和长期中性粒细胞减少；②使用大剂量糖皮质激素；③其他可致细胞免疫应答长期受损的药物或疾病，如用于治疗自身免疫性疾病和用于预防器官排斥的免疫抑制治疗方案［特别是合并巨细胞病毒（Cytomegalovirus，CMV）感染］、AIDS 等，使用某些生物制剂，如酪氨酸激酶抑制剂（伊布替尼）；④遗传性免疫功能缺陷，如遗传性中性粒细胞功能障碍（如慢性肉芽肿性疾病等）；⑤某些呼吸道病毒（如流感病毒、SARS－CoV－2、呼吸道合胞病毒）感染。

2. CPA 的危险因素：通常结构性肺病导致残留空洞、肺大疱或瘢痕，如肺结核、慢性阻塞性肺疾病（COPD）、ABPA、非结核分枝杆菌肺病、外科手术史、结节病、高 IgE 综合征、支气管扩张、既往重症肺炎、尘肺、矽肺、既往肺栓塞等。

（五）临床表现

1. ABPA：对烟曲霉气道定植产生的超敏反应，几乎只发生在哮喘或囊性纤维化（Cysticfibrosis，CF）患者中，表现为咳嗽和喘息等。在慢性病例中，反复发作的支气管梗阻、炎症和黏液嵌塞可导致支气管扩张、纤维化和呼吸功能受损。

2. CPA：CPA 包括由曲霉在结构性肺病患者肺部增殖引起的几种综合征。其中肺曲霉球和曲霉结节由曲霉的局部非侵袭性增殖引起，一般无广泛炎症反应。通常无任何症状，偶尔出现咳嗽、咯血，难与其基础肺病区分。

另两种形式的 CPA 包括慢性空洞性肺曲霉病（Chronic Pulmonary Aspergillosis，CCPA）和慢性纤维化性肺曲霉病（Chronic Fibrosing Pulmonary Aspergillosis，CFPA）。CCPA 症状轻重不一，包括咳痰、咯血、呼吸急促、胸痛、出汗、厌食、体重减轻和乏力，肺部影像学表现包括支气管扩张、结节、磨玻璃样变、树芽征和机化性肺炎，不具备特异性。部分 CCPA 患者会进展为 CFPA，常见表现包括严重呼吸急促、胸闷、体重减轻和营养不良。

3. 侵袭性肺曲霉病（Invasive Pulmonary Aspergillosis，IPA）：最常累及肺部，表现为发热、胸痛、呼吸急促、咳嗽、咯血。中性粒细胞减少的患者存在典型三联征：发热、胸膜炎性胸痛和咯血。

4. 亚急性侵袭性曲霉病（Subacute Invasive Aspergillosis，SAIA）：症状与 CCPA 相似，但全身症状如发热更明显。

5. 全身其他部位曲霉病。

1）曲霉性鼻窦炎：通常包括过敏性鼻窦炎、真菌球（可能无症状或鼻窦内豆腐渣样物等）。

2）曲霉性眼内炎：表现为眼痛和视力改变。

3）曲霉性心内膜炎：通常见于植入人工心脏瓣膜的患者，表现为发热和全身各部位栓塞现象。

4）皮肤曲霉病：表现为皮疹、脓肿或溃疡等。

5）胃肠道曲霉病：可表现为中性粒细胞减少性小肠结肠炎、阑尾炎、结肠溃疡、腹痛和（或）胃肠道出血。

6）鼻脑曲霉病：通常由曲霉性鼻窦炎侵袭发展导致，表现为鼻充血、发热以及面部和眼周疼痛。如眼眶组织受累，可出现视物模糊、眼球突出和结膜水肿。如向上扩散进入脑部，导致海绵窦血栓形成和多种中枢神经系统定位表现（以颅底为主），甚至出现感染性动脉瘤，破裂后可导致出血性脑血管意外、蛛网膜下腔出血和（或）积脓形成。

（六）诊断

曲霉病诊断标准由危险因素、临床特征、微生物学检查（病原学检查方法）和组织病理学检查 4 部分组成。根据真菌感染的可能性将诊断结果分为三个级别：确诊（Confirmed）、拟诊（Probable）和疑诊（Possible）。曲霉病诊断标准见表6-1。

表6-1　曲霉病诊断标准

诊断级别[a]	宿主因素/危险因素[b]	临床特征	微生物学检查	组织病理学检查
确诊	＋		＋	＋
拟诊	＋	＋	＋	－
疑诊	＋	＋	－	－

注：[a]此处可能与有些中文文献有不同。"拟"是"打算"之义，其含义要强于"疑"（怀疑）。"拟"更能对应英文Probable（很可能），而"疑"则更好地对应Possible（可能）。

[b]对于IA此处为宿主因素，其他曲霉病为危险因素（包括宿主因素和慢性肺曲霉病的危险因素）。

根据药物使用史及治疗反应，IA可进一步分为原发性曲霉病（既往未接触过抗真菌药物）、突破性曲霉病（预防使用抗真菌药物过程中仍发生曲霉病）及难治性曲霉病（抗曲霉治疗过程中病情仍然进展）。

曲霉病的微生物学检查方法如下。

1. 直接镜检：直接对脓液、分泌物、BALF等标本进行湿片镜检，可找到分隔菌丝及圆形暗绿色孢子（直径$2\sim3\mu m$）或菊花样霉菌结构。染色（尤其是荧光增白剂）可增强真菌外观、提高灵敏度。但此方法缺乏特异性，检出的灵敏度差异大，不能将曲霉鉴定到种。

2. 真菌培养：将临床标本接种于沙氏琼脂培养基，室温培养（25℃）。菌落生长快，呈毛状。镜检可见其特征性的分生孢子头和足细胞。接种于曲霉鉴定通用标准培养基上，根据菌落形态、颜色和镜下特征可鉴定至种。

曲霉在实验室环境中能快速生长，通常培养1~3天可见。在复合种水平上诊断必须要有孢子形成。许多确诊IA的患者培养呈阴性。血培养几乎都为阴性。痰培养阳性可能是由于被环境中真菌污染或定植真菌。如标本来自免疫抑制或中性粒细胞减少的患者或来自存在典型影像学表现而高度怀疑曲霉病的患者，则痰培养阳性具有重要意义。

3. 分子生物学方法。

1）一代测序：如 18S rRNA 基因的 ITS 区域或其他基因扩增测序进行菌种鉴定。可参见 http://www.fpcri.eu/。

2）MALDI-TOF MS：可用于物种鉴定，特别是针对非典型特征或不常见曲霉种的分离株。

3）mNGS 和 tNGS：对非污染组织标本、血液、脑脊液、浆膜腔积液等进行 mNGS 或 tNGS 检查，阳性者提示可能存在曲霉感染（仍需排除实验室污染、检测试剂污染和采样污染等）。

4. 血清学辅助检查。

1）抗原检测：G 试验和 GM 试验均可为阳性。G 试验对曲霉的检测不具有特异性，在多种其他侵袭性真菌感染中也可为阳性。GM 试验对曲霉的检测特异性较高（血浆 GM 试验>0.5 ODI，BALF>1.0 ODI 为阳性），但也有可达 19% 的假阳性，由外源性产生的半乳甘露聚糖所致，如许多有机分子（如葡萄糖酸盐或 β-内酰胺抗生素如哌拉西林/他唑巴坦或阿莫西林/克拉维酸），通过黑曲霉或土曲霉发酵以工业规模生产，导致半乳甘露聚糖污染，进入血液，产生假阳性结果。另外，进食含有半乳甘露聚糖的食品、误吸也可导致呼吸道标本 GM 试验假阳性，需要重视并加以鉴别，以免过度诊断。

2）曲霉抗体：曲霉特异性 IgG 抗体在 CPA 中可为阳性，曲霉特异性 IgE 在 ABPA 中为阳性。

5. 病理组织活检：组织病理学标本发现菌丝侵入组织，可确诊侵袭性曲霉病。可通过 HE 染色、六胺银染色、AB-PAS、乳酸酚棉蓝染色等，观察到有分隔的曲霉透明菌丝，直径较窄（$3\sim6\mu m$），呈二叉状锐角分支（45°角）。其他几种丝状真菌的形态（包括毛霉、赛多孢子菌和镰刀菌）与曲霉相似，需注意鉴别。曲霉特异性单克隆抗体的免疫组化原位杂交也有可能帮助鉴别曲霉属和种。

6. 影像学诊断：最典型的肺部侵袭性曲霉感染的影像学表现为结节外周环绕低密度影，称为"晕轮征"。"反晕轮征"可能是毛霉病更具特征性的表现。

7. 特殊类型曲霉病的诊断：部分特殊类型的曲霉病可以结合微生物检查、影像学特点和临床综合表现等推定诊断。

1）CPA：症状持续 3 个月以上（若有症状者）、结核微生物学检测阴性、曲霉 IgG 阳性以及胸部影像学显示空洞且在首次影像学检查后至少 3 个月再次显像显示稳定，可确诊肺曲霉球。肺曲霉结节在术前未获得病理结果时通常难以明确。有结构性肺病病史、肺部和（或）全身症状较明显、相符的影像学表现（尤其是肺空洞）在数月至数年中进展的患者，应怀疑 CCPA 或 CFPA。如果轻至中度免疫抑制患者的症状和影像学表现在数周至数月内进展，则应怀疑 SAIA。

2）ABPA：ISHAM 工作组曾提出下列诊断标准。

（1）易感因素（必须符合至少一项）：哮喘/囊性纤维化。

（2）硬性标准（两项都必须符合）：可检出烟曲霉血清 IgE 水平升高或曲霉皮试阳性以及血清总 IgE 浓度升高。

（3）其他标准（必须符合至少两项）：血清烟曲霉沉淀抗体阳性，或者烟曲霉特异性 IgG 水平升高；影像学检查符合 ABPA 的表现；在未使用糖皮质激素的患者中，总嗜酸性粒细胞计数＞500/μL（历史最高数据即可）。

（七）抗感染治疗

曲霉病的治疗方案取决于宿主的免疫状态、器官功能（肝和肾）、既往治疗以及病原菌耐药的风险。

现有三类抗真菌药可用于治疗曲霉病：多烯类、唑类及棘白菌素类。选择治疗方案时，需考虑到发生耐药的可能性。已知曲霉的某些种对不同抗真菌药的敏感性各异。土曲霉对两性霉素 B 的固有敏感性较低，其他某些曲霉菌种如热焦曲霉、Lentulus 曲霉及乌达加瓦曲霉 [*Neosartorya udagawae*（*Aspergillus udagawae*）] 对两性霉素 B、伏立康唑等多种抗真菌药存在固有高度耐药性。除固有耐药外，还需警惕获得性耐药。如在既往使用过唑类的血液系统恶性肿瘤患者或 HCT 受者中，发现三唑类对烟曲霉 MIC 升高。长期接受抗真菌治疗的肺曲霉球患者可能成为产生耐药性的基础。CPA 患者的耐药性突变有地域差异。印度主要是 *G54* 突变，而英国更常见的是 *TR34/L98H* 和 *M220* 突变。据荷兰和西欧其他一些国家的医疗中心报道，唑类对曲霉耐药率超过 25％，推测可能与荷兰等地广泛使用三唑类有关。但美国分离的烟曲霉对唑类仍然保持敏感。当环境中检测到三唑类耐药率超过 10％时，高危患者不宜经验性使用唑类治疗曲霉病。

一旦启动治疗，层级分为预防性用药、经验性治疗、抢先治疗及确诊后各项目标性治疗。

1. 预防性用药。

1) 一级预防：对于长时间重度中性粒细胞减少的血液系统恶性肿瘤患者及 HCT 受者，可予以预防性抗真菌方案如泊沙康唑。若患者不接受预防，则每周监测生物标志物两次。这两种策略的选择取决于当地的流行病学、获得快速诊断的途径和患者的特点。

2) 二级预防（防止复发）：主要针对血液病患者，尤其是骨髓移植患者。完成抗真菌治疗的患者若再次发生中性粒细胞减少有曲霉病再激活的风险，可预防性抗真菌治疗。

2. 经验性治疗：对中性粒细胞减少或严重免疫抑制［如移植物抗宿主病（Graft Versus Host Disease，GVHD）、接受生物制剂、大剂量糖皮质激素等］伴发热及肺部病灶、使用广谱抗细菌药物无效的患者可考虑经验性抗真菌治疗。但同时应进行积极诊断。随着检测手段的进步，经验性治疗逐步被抢先治疗替代。

3. 抢先治疗：针对有 IA 宿主因素的患者，依据其曲霉病的连续筛查（如半乳甘露聚糖、G 试验，有条件时可用 PCR 等分子生物学方法）结果提示不排除有曲霉感染可能，但尚无微生物培养及病理支持结论时启动抗真菌治疗。

4. 疑似侵袭性霉菌感染但未确诊曲霉感染：若最近使用过伏立康唑或其他唑类，采用两性霉素 B 脂质体进行经验性治疗。若不排除合并感染毛霉病，如使用两性霉素 B 脂质体 2 周后出现临床改善，可降级为艾沙康唑或泊沙康唑治疗而非伏立康唑。

5. 确诊 IA：初始治疗采用伏立康唑，重症患者可伏立康唑联合棘白菌素类。若不能耐受伏立康唑，可优选艾沙康唑或泊沙康唑或两性霉素 B 制剂。选择取决于器官功能障碍、毒性、耐受性以及是否需要静脉治疗。若使用伏立康唑出现视觉障碍、其他神经系统障碍或皮肤毒性，改用泊沙康唑。若 QTc 间期延长，需要静脉治疗但不能接受静脉伏立康唑治疗（因含有环糊精赋形剂，肾功能严重损害患者不适用），可使用艾沙康唑。需注意唑类与较多药物存在相互作用，可能增加药物浓度（如他克莫司）或毒性（如长春新碱的神经毒性）。当存在与唑类严重相互作用、严重肝毒性或分离株疑似对三唑类耐药时，优选两性霉素 B 脂质体。

6. 挽救性治疗：对于已启动抗曲霉治疗但病情进展的患者，在等待药敏报告期间，可根据经验将抗真菌药物改为另一类药物，如唑类改为两性霉素 B 脂质体。如最终确定曲霉是致病菌，可采用伏立康唑/艾沙康唑/泊沙康唑＋棘白菌素类联合治疗。需警惕针对难治性曲霉采取挽救性治疗方案时，首先排除免疫重建综合征导致治疗过程中病情进展。需筛查可能导致治疗失败的因素（如血管供应不良、药物依从性差、基础疾病等），同时进行真菌药敏试验。

7. 免疫调节：尽可能降低免疫抑制程度，合并免疫重建综合征者除外。

8. 手术：是否进行手术取决于多种因素，包括病变部位及程度、需切除的范围、共患疾病、患者耐受手术的能力。血液系统恶性肿瘤患者和 HCT 受者很少能耐受手术。手术处理措施如下。

1）鼻－鼻窦炎：可限制病变扩展至眼眶和脑部。

2）曲霉眼内炎：早期玻璃体切除及玻璃体内注射伏立康唑，联合全身使用伏立康唑（若为曲霉角膜炎，可仅局部使用纳他霉素）。

3）原发性皮肤感染：对于与烧伤或大面积软组织损伤有关的原发性皮肤曲霉感染，推荐行清创术。

4）IPA：绝大多数不需要手术，但对于单一肺段损伤伴反复咯血的患者，可考虑肺空洞切除术。对于病变邻近大血管或心包有侵袭和出血高风险，或伴无法控制的出血，或侵袭胸壁或胸膜腔的患者，可考虑手术。

5）心内膜炎：曲霉性心内膜炎患者应尽早行瓣膜置换术，以尽力预防全身栓塞和瓣膜失代偿。

6）中枢神经系统病变：有小型研究表明，手术处理脑部病变联合伏立康唑抗真菌治疗可降低死亡率，但绝大多数患者继续抗真菌治疗无需手术也可使残留的中枢神经系统病变缓解。

7）骨髓炎和化脓性关节炎：应对曲霉性骨髓炎和（或）化脓性关节炎患者实施手术干预。

8）出现以下情况时可能也需行手术：坏死程度较大导致抗真菌药效果差（尤其是对初始抗真菌治疗尚无反应的患者），和（或）即将危及大血管或者难以控制的出血。

9. 特殊类型曲霉病的治疗。

1）ABPA：目的是控制急性炎症发作和减少后续进行性肺损伤。

2016 年美国感染病学会（IDSA）的曲霉病治疗指南推荐，急性或复发性 ABPA 的治疗应联用糖皮质激素和伊曲康唑。部分患者可使用伏立康唑（若能耐受）替代伊曲康唑。

全身性糖皮质激素：泼尼松初始剂量 0.5mg/kg，每天 1 次（或等效剂量的其他药物），持续 14 天；继以 0.5mg/kg，隔天 1 次，此后逐渐减量并在 3 个月时停药。如果患者发生哮喘急性发作，可使用更高剂量，如 40~60mg/d。连续检测血清总 IgE 浓度（每 1~2 个月 1 次）监测糖皮质激素的临床疗效。影像学阴影消退和临床改善伴血清总 IgE 至少下降 35% 判定为有效。曲霉特异性 IgE 或 IgG 与临床疗效缺乏相关性，不用于监测疗效。

抗真菌治疗：口服糖皮质激素不能逐渐减量或 ABPA 发作的患者，可同时使用伊曲康唑或伏立康唑抗真菌治疗。但 IDSA 推荐急性 ABPA 的初始治疗即使用伊曲康唑，以减少口服糖皮质激素的剂量。抗真菌治疗的疗程为 16 周或更长时间（如 3~6 个月或以上）。

ABPA 缓解表现为停用全身性糖皮质激素 6 个月以上的患者血清总 IgE 正常或轻度升高，影像学检查无肺部病灶。应继续使用吸入性糖皮质激素维持哮喘控制。每 3~6 个月复查血清总 IgE，以监测 ABPA 病情变化。此阶段抗真菌治疗有潜在毒性且不能使患者获益，故不用于预防 ABPA 发作。对于两性霉素雾化能否有效减少发作尚不清楚。

如 ABPA 患者已接受抗真菌治疗和最佳方案的吸入治疗，但仍反复发作或无法减停口服糖皮质激素，尤其是基础疾病为哮喘时，可应用哮喘生物制剂。如抗 IL-5 药物美泊利珠单抗、贝那利珠单抗，或其他药物如奥马珠单抗（抗 IgE）和度普利尤单抗

（抗 IL-4 亚基）。

避免在工作环境和生活环境中暴露于高水平曲霉。

2）单纯肺曲霉球：没有咯血或极少咯血的单纯肺曲霉球患者，无需抗真菌治疗。对于严重咯血患者，建议手术切除，若无法手术，可行支气管动脉介入栓塞治疗。对于接受支气管动脉介入栓塞治疗的单纯肺曲霉球患者，治疗前后无需使用抗真菌药。若胸膜受累或手术复杂而预计术中会有真菌内容物溢出，则在术前口服唑类 2～3 周。若手术紧迫或预期唑类耐药，则在手术当日使用棘白菌素类。切除单纯肺曲霉球后通常无需抗真菌治疗。但如果患者符合以下标准之一，则术后给予 3 个月抗真菌治疗：①术中真菌内容物溢入胸膜腔；②切除不完全；③术中遭遇的困难可能已导致感染扩散到邻近肺组织或胸膜；④组织病理学检查见菌丝侵入切除的肺组织（菌丝原本应局限于空洞和真菌球内）。

3）曲霉结节：曲霉结节多是在因怀疑恶性肿瘤而活检或手术切除时方确诊。术后免疫功能正常者无需抗真菌治疗。轻度免疫功能受损者〔糖尿病控制不佳，长期接受小剂量皮质类固醇治疗如<0.3mg/（kg·d）泼尼松等效剂量，或 CD4＋T 淋巴细胞计数≥200 个/μL 的 HIV 感染和营养不良〕，如果结节完全切除，不需要抗真菌治疗。如果结节未完全切除，抗真菌治疗 3 个月，并根据影像学复查结果决定进一步治疗。严重免疫功能受损者〔中性粒细胞减少；长期使用抑制细胞免疫应答的药物，如移植受者、接受大剂量皮质类固醇如≥0.3mg/（kg·d）泼尼松等效剂量治疗>3 周；移植物抗宿主病；CD4＋T 淋巴细胞计数<200 个/μL 的 HIV 感染等〕，按 IA 标准治疗。但如评估抗真菌治疗药物毒性风险大于潜在益处，如免疫抑制程度较低的体弱或老年患者，可推迟治疗，治疗方案与其他形式 CPA 方案相同。

4）CCPA 与 CFPA：CCPA 患者通常需要至少 6 个月的抗真菌治疗，若持续存在残留病变，通常要长程治疗甚至终身治疗。CFPA 的治疗方法通常与 CCPA 相同。CFPA 治疗难度大，几乎都需要终身治疗。

治疗目标为实现临床和影像学稳定或改善并防止咯血，而非以治愈为目标。未经治疗的 CCPA 通常会逐渐进展，通常每 3 个月进行 1 次临床评估，每 6～12 个月进行 1 次 CT 检查。唑类是首选抗真菌药，通常在门诊开具口服唑类处方即可。在抗真菌治疗期间从 CCPA 进展为 CFPA 的患者需要使用非唑类如两性霉素 B 制剂。

5) SAIA：SAIA 不同于与其他形式的 CPA，特点是曲霉的菌丝侵入肺组织。SAIA 的抗真菌药选择与 IA 相同。且 SAIA 的治疗时间一般比 IA 长，常为 6 个月。但 SAIA 与 CCPA 相比较，应以治愈为目标而非止步于临床和影像学稳定或改善。

10. 治疗时长：抗真菌治疗一般要持续到感染的全部症状及体征已消退，而存在持续性免疫功能缺陷的患者需要治疗更长时间。最短治疗时长为 6~12 周，对于大多数免疫受抑制患者，抗真菌治疗将持续数月，甚至数年。

11. 具体药物特点。

1) 伏立康唑：通过检测血药浓度指导治疗。检测时间为达稳态血药浓度后（一般为 5 剂之后）以及每次改变剂量后，或出现药物不良反应或加用可能存在药物之间相互作用的新药时。对于大多数患者，目标血清谷浓度为 1.0~5.5μg/mL，但对于严重感染（如多灶性或播散性疾病、中枢神经系统病变），血清谷浓度为 2~6μg/mL。伏立康唑可与多种药物发生相互作用，该药可导致视力改变、幻觉、QTc 间期延长、神经病变、中枢神经系统病变（如记忆丧失和难以集中注意力）、脱发，以及与鳞状细胞癌有关的光敏性皮疹。

2) 艾沙康唑：药物浓度通常稳定，因此目前不建议常规检测艾沙康唑血药浓度，但若存在严重或进展性疾病、突破性感染、严重不良反应等中毒征象，或合并使用影响艾沙康唑浓度的药物，可进行检测。大多数患者接受标准给药方案的药物浓度可 >1μg/mL。艾沙康唑的常见不良反应为恶心、呕吐、腹泻、头痛、肝酶升高、低钾血症和外周性水肿。艾沙康唑与 QT 间期缩短有关，临床意义不明确。家族性短 QT 综合征患者禁用该药，长 QTc 间期的患者首选该药。

3) 泊沙康唑：应选择该药静脉制剂或迟释制剂，而非乳剂（乳剂吸收率差异大，生物利用度低）。条件许可时检测药物浓度。严重感染时，泊沙康唑目标浓度为 1.50~3.75μg/mL。用于预防的目标浓度 >0.7μg/mL。随着泊沙康唑血清浓度升高，可能出现泊沙康唑诱发的假性醛固酮增多症（PIPH），表现为高血压和低钾血症，见于年龄较大患者和使用泊沙康唑治疗前存在高血压的患者。

4）棘白菌素类：棘白菌素类不用于 IA 的初始单药治疗。在联合另一种抗真菌药的情况下，可用于初始治疗和补救性治疗。肾功能不全患者无需调整剂量。棘白菌素类的耐受性良好，较少发生需停药的严重不良反应。最常报告的实验室异常为肝酶学指标轻度无症状性升高。与其他药物相互作用不常见。

5）两性霉素 B：应用两性霉素 B 脱氧胆酸盐可出现严重肾功能受损且治疗结局差。除非没有条件使用两性霉素 B 脂质体或其他具有霉菌活性的抗真菌药，否则不推荐将两性霉素 B 脱氧胆酸盐用于治疗 IA。

相对于两性霉素 B 脱氧胆酸盐，两性霉素 B 脂质体导致肾毒性的可能性较低。可作为曲霉病治疗备选方案。两性霉素 B 制剂的其他不良反应包括输液相关反应和电解质异常（低钾血症）。

6）伊曲康唑：伊曲康唑不是治疗 IA 的一线药物，不用于免疫功能受损的患者。曲霉感染不危及生命的部分轻度免疫抑制患者或 ABPA 患者可选用。缺点：药物吸收需要酸性环境、生物利用度差，以及与较多临床常用药物存在严重的药物相互作用。不良事件包括严重肝毒性以及有引起或加重心力衰竭的倾向（美国 FDA 发布黑框警示）。伊曲康唑胶囊吸收率差，应与食物同服。相同剂量的液体剂型血药浓度可提高约 30%。条件许可时，可考虑检测伊曲康唑血药谷浓度，推荐范围为 $0.5\sim4.0\mu g/mL$。

7）新药研发：一些抗真菌新药正在进行临床试验，如 APX001、雷扎芬净（CD101）、SCY－078、F901318、T－2307 等。

12. 治疗总结：曲霉病的治疗方法因疾病的类型而异。对于过敏性支气管肺曲霉病皮质类固醇最为关键。单纯性曲霉球不一定需要治疗，部分患者可行手术切除，通常不需要全身性抗真菌治疗。部分类型的慢性肺曲霉病如 CFPA 常需要长期全身的抗真菌治疗。IPA 首选伏立康唑或艾沙康唑，也视情况可选择泊沙康唑、两性霉素 B 脂质体及棘白菌素类。

（八）预防

1. 减少感染机会：避免接触被霉菌污染的食物、生活用品及医疗护理物品，积极通风，避免潮湿居住环境，注意除湿防霉；条件许可时使用供水用过滤器，特别是淋浴用的过滤器；避免接触施工工地；在医院内建筑施工时应打围；整理久未居住的屋子、家具或卫生间、厨房等时，可佩戴 N95 口罩，并注意手卫生。

2. 疫苗：无。

3. 药物预防：详见抗感染治疗预防性用药部分。

主要参考文献

[1] Patterson TF, Thompson GR, Denning DW, et al. Practice guidelines for the diagnosis and management of Aspergillosis: 2016 Update by the Infectious Diseases Society of America [J]. Clin Infect Dis, 2016, 63 (4): e1-e60.

[2] Ullmann AJ, Aguado JM, Arikan-Akdagli S, et al. Diagnosis and management of *Aspergillus* diseases: executive summary of the 2017 ESCMID-ECMM-ERS guideline [J]. Clin Microbiol Infect, 2018, 24 (Suppl 1): e1-e38.

[3] Lestrade PP, Bentvelsen RG, Schauwvlieghe AFAD, et al. Voriconazole resistance and mortality in invasive aspergillosis: a multicenter retrospective cohort study [J]. Clin Infect Dis, 2019, 68 (9): 1463-1471.

[4] Denning DW, Cadranel J, Beigelman-Aubry C, et al. Chronic pulmonary aspergillosis: rationale and clinical guidelines for diagnosis and management [J]. Eur Respir J, 2016, 47 (1): 45-68.

[5] Koehler P, Bassetti M, Chakrabarti A, et al. Defining and managing COVID-19-associated pulmonary aspergillosis: the 2020 ECMM/ISHAM consensus criteria for research and clinical guidance [J]. Lancet Infect Dis, 2021, 21 (6): e149-e162.

[6] Kang N, Park J, Jhun BW. Clinical characteristics and treatment outcomes of pathologically confirmed *Aspergillus* nodules [J]. J Clin Med, 2020, 9 (7): 2185.

[7] Tashiro M, Takazono T, Saijo T, et al. Selection of oral antifungals for initial maintenance therapy in chronic pulmonary Aspergillosis: a longitudinal analysis [J]. Clin Infect Dis, 2020, 70 (5): 835-842.

[8] Sehgal IS, Dhooria S, Muthu V, et al. Efficacy of 12－months oral itraconazole versus 6－months oral itraconazole to prevent relapses of chronic pulmonary aspergillosis: an open－label, randomised controlled trial in India [J]. Lancet Infectious Diseases, 2022, 22 (7): 1052－1061.

[9] Agarwal R, Dhooria S, Sehgal IS, et al. A randomized trial of itraconazole vs prednisolone in acute－stage allergic bronchopulmonary Aspergillosis complicating asthma [J]. Chest, 2018, 153 (3): 656－664.

[10] Douglas AP, Smibert OC, Bajel A, et al. Consensus guidelines for the diagnosis and management of invasive aspergillosis, 2021 [J]. Intern Med J, 2021, 51: 143－176.

（唐光敏，雷学忠）

二、毛霉病

毛霉病（Mucormycosis）是由毛霉目真菌引起的感染性疾病，好发于免疫功能低下患者，病情进展迅速，病死率较高。早期诊断和及时开展有效治疗是降低病死率的关键。

（一）分类学

毛霉目真菌（Mucorales）属于真菌界（Fungi）、球囊菌门（Glomeromycota）、毛霉亚门（Mucoromycotina）。毛霉目包括根霉属（*Rhizopus*）、横梗霉属（*Lichtheimia*）、毛霉属（*Mucor*）、根毛霉属（*Rhizomucor*）、小克银汉霉属（*Cunninghamella*）、共头霉属（*Syncephalastrum*）、壶霉属（*Saksenaea*）、鳞质霉属（*Apophysomyces*）、放射毛霉属（*Actinomucor*）、枝柄霉属（*Thamnostylum*）、科克霉（*Cokeromyces*）、被孢霉（*Mortierella*）。在致病性毛霉目真菌中，根霉属最常见，其次为横梗霉属、毛霉属、根毛霉属和小克银汉霉属。

（二）常见生存环境及感染途径

毛霉目真菌广泛分布于空气、发霉食物、土壤和水等，生长迅速，可释放大量随空气播散的孢子。毛霉目真菌可经吸入、食入或外伤等途径进入人体引起毛霉病。

（三）危险因素及易感人群

毛霉病通常发生于患有严重基础疾病的患者，如控制不良的糖尿病（酮症酸中毒或高渗昏迷等）、血液系统恶性肿瘤或造血干细胞移植、糖皮质激素和（或）免疫抑制剂治疗、实体器官移植、铁过载、重症流行性感冒、AIDS、烧伤或其他外伤以及重度营养不良的患者。应用伏立康唑后出现突破性真菌感染时，需考虑毛霉等伏立康唑不敏感真菌致病的可能。

新型冠状病毒感染疫情期间，尤其是 2021 年，印度等国家出现了大量毛霉病病例，被称为新型冠状病毒病相关毛霉病（COVID-19-Associated Mucormycosis，CAM），发生机制可能与新型冠状病毒诱发的免疫反应、免疫失衡及其导致的肺上皮受损、COVID-19 治疗相关因素（激素的使用、侵入性治疗）、糖尿病等有关。

（四）临床表现

毛霉病表现为多种综合征，根据感染部位分为肺毛霉病、鼻-眶-脑毛霉病、皮肤毛霉病、肾毛霉病、胃肠毛霉病以及播散性毛霉病等临床类型，见表 6-2。引起不同临床类型的毛霉菌属有所不同，其中根霉属在鼻-眶-脑毛霉病中常见，小克银汉霉属在肺毛霉病或播散性毛霉病中更常见，鳞质霉属、横梗霉属、壶霉属在皮肤毛霉病中更常见。

表 6-2　毛霉病常见临床类型、特点及治疗方案选择

临床类型	发病情况	临床表现	影像学特征	治疗方案	预后
肺毛霉病	血液系统肿瘤患者最常见	可引起肺炎伴梗死和坏死，临床表现无特异性，主要为持续高热、咳嗽，可伴咯血和胸痛	多发肺结节（10 个以上结节对诊断有较强提示意义）或肿块、楔形实变或叶段实变、空洞、晕征、反晕征，可见肺血管闭塞或中断	首选 L-AmB 5～10mg/（kg·d）；在系统抗真菌治疗基础上，可考虑经支气管镜肺空洞腔内注射 AmB-D 或 L-AmB；支气管病灶可通过支气管镜清除，联合 AmB 局部应用；建议联合手术切除	相比播散性毛霉病，单纯肺毛霉病的预后稍好，总体病死率约为57.1%，通过手术联合药物治疗，预后较前改善

临床类型	发病情况	临床表现	影像学特征	治疗方案	预后
鼻－眶－脑毛霉病	国外最常见，也是糖尿病患者最常见类型	早期可表现为头痛、鼻塞等，后期可出现面部肿胀疼痛、鼻腔血性分泌物，可伴发热；感染常波及上腭引起上颚穿孔；感染波及眼眶，可引起眶周肿胀及皮肤变色，还可出现上睑下垂、眼球突出、瞳孔扩大和固定、视力下降至失明；面部皮肤坏死及黑色焦痂；感染可扩散至脑，导致前叶坏死和脓肿形成	鼻窦 CT 或 MRI 可表现为骨质破坏、黏膜增厚、肿胀、出血、坏死；累及颅内，头部 MRI 可表现为脑实质占位伴周围水肿，占位内常伴有出血，增强病灶强化不显著	首选 L－AmB 5～10mg/(kg·d)；中枢神经系统感染时，10 mg/(kg·d)；艾沙康唑和 AmB－D 也可以用于中枢神经系统毛霉病；对于危重病例，可以采用 L－AmB 联合艾沙康唑；除全身用药，累及眼眶，可考虑球后注射两性霉素 B，累及颅内可考虑鞘内注射两性霉素 B，同时建议联合局部手术清创治疗	感染局限于鼻窦者预后最好，累及中枢神经系统者病死率可达 80%
皮肤毛霉病	免疫健全患者最常见，多与创伤、烧伤或伤口有关	主要分为两种临床类型：一种为急性坏死性，表现为红斑、肿胀、斑块、脓疱、溃疡、坏死和焦痂等，另一种为亚急性或慢性，表现为皮肤斑块、肿胀，逐渐出现破溃；鼻部皮肤感染者可累及鼻窦，但一般不侵犯脑，严重者可出现毁容性损害	—	系统抗真菌治疗的同时可以辅助局部 AmB－D 皮损处湿敷或局部注射，同时建议联合局部手术清创治疗	单纯皮肤型毛霉病预后较好，病死率为 10%～30%
肾毛霉病	发病率为 0.5%～9.0%	临床表现为发热、腰疼、血尿或无尿，偶尔可间断从尿中排出菌栓	CT 表现：多发或单发占位伴水肿，增强强化不显著或者早期显著增强，病灶内出血	建议 AmB－D 0.7～1.0mg/(kg·d)，联合手术治疗；艾沙康唑肾脏浓度高，也可应用	—

临床类型	发病情况	临床表现	影像学特征	治疗方案	预后
胃肠道毛霉病	发病率为2%～8%	常见上腹疼痛,可伴恶心、呕吐、黑便等,严重病例可出现胃肠穿孔,并播散到周围器官	胃最常受累;CT表现为胃肠道积气、胃壁或肠壁局灶性或弥漫性增厚、强化不明显等	首选L—AmB 5～10 mg/(kg·d)	预后较差,多为播散性毛霉病的一部分,病死率可高达85%
播散性毛霉病	发病率为0.5%～9.0%	感染同时累及2个或2个以上不相邻的器官;肺部最常受累,其次是中枢神经系统、鼻窦、肝和肾	—		病死率较高,可达80%～100%
其他类型	—	少见,包括肝、脾、胰腺、骨关节、心内膜、腹膜受累等			—

(五)诊断

毛霉病的诊断依赖于组织病理学发现组织中的微生物,并经培养确诊。

1. 直接镜检:显微镜下可观察到宽大(直径 $6～16\mu m$)、无(少)隔、近直角分支的透明菌丝提示毛霉菌丝。可采用革兰染色、KOH湿片、荧光染色、PAS或GMS染色。

2. 培养和鉴定:可对合格的下呼吸道标本、坏死组织或活检新鲜组织进行真菌培养。常规培养基分别在30℃和37℃下培养,典型表现为棉花白或灰黑色菌落。进一步鉴定至种水平可以借助分子生物学方法或MALDI-TOF MS。毛霉目真菌对大多数抗真菌药物存在天然耐药或不敏感,且缺乏临床判断折点,目前尚不推荐对其进行常规体外药敏试验,治疗失败者可对分离真菌进行体外药敏试验。因不同毛霉目真菌对药物的敏感性具有明显的菌种特异性,如毛霉属、根霉属及总状共头霉对两性霉素B的MIC都较低;毛霉属、根霉属及横梗霉属对泊沙康唑的MIC均较低;艾沙康唑对根霉属、米根霉属、横梗霉属活性较强,对毛霉属、小克银汉霉属、共头霉属活性较低。根霉属中,泊沙康唑及艾沙康唑对德氏根霉（*R. delemar*）的活性弱于少根根霉（*R. arrhizus*）及小孢根霉（*R. microsporus*）。

需要注意的是，毛霉缺乏规则分隔，其菌丝易碎，在临床标本中毛霉病的致病菌难以生长。研磨临床标本可导致菌丝过度破坏。因此，当培养可能含霉菌的组织标本时，切勿加入福尔马林，首选精细地切碎组织，不宜过度研磨。

3. 分子生物学诊断。

1）qPCR：组织和无菌体液、血液可行 qPCR 鉴定到毛霉的属及种水平。

2）mNGS：非污染组织标本、血液、脑脊液、浆膜腔积液以及 BALF 等进行 mNGS 检查，阳性者提示可能存在毛霉病。

4. 血清学检查：毛霉目真菌细胞壁上不存在 $1,3-\beta-D-$葡聚糖、半乳甘露聚糖，故在毛霉病患者中 G 试验及 GM 试验均为阴性。

5. 组织病理学诊断：对活检组织进行组织病理学检查是毛霉病确诊的重要手段。毛霉病的组织病理学检查具有特征性，但非特异性。在急性病变中，出血性梗死、凝固性坏死、血管侵犯、中性粒细胞浸润（在非中性粒细胞减少的宿主中）和周围神经侵犯是典型特征；而在慢性病变中，可见到伴有巨细胞的化脓性肉芽肿炎，有时可见到被 Splendore-Hoeppli（围绕病原体的深嗜酸性物质）覆盖的菌丝。推荐对组织进行 PAS 或六胺银染色，可使真菌成分更为清晰。毛霉目真菌的菌丝有时难以和曲霉菌丝区别，也可以采用免疫组化或分子生物学方法区分。

需要强调的是，毛霉目真菌在环境中很常见，是临床微生物实验室中相对常见的污染微生物。另外，血清或血浆毛霉目真菌 PCR 检测的价值在临床实践中仍不明确，mNGS 阳性可提供诊断线索，因此，临床医生需要结合患者基础疾病情况、临床表现、常规微生物学、组织病理学检查及分子生物学检查结果综合诊断。

（六）治疗

1. 治疗原则：对于怀疑毛霉感染的免疫受限患者，积极搜索病原学及组织病理学依据的同时，立即开始治疗。早期诊断、逆转诱发感染的宿主因素（控制血糖、纠正酸中毒、提高粒细胞水平、尽可能减少或停用糖皮质激素或免疫抑制剂、停用去铁胺等）、尽可能手术切除感染病变和及时有效的抗真菌治疗是提高毛霉病治疗成功率的关键环节，单纯依靠抗真菌药物治疗往往很难获得理想的治疗效果。多学科协作、多模式、个体化治疗有助于改善预后。

2. 抗真菌药物治疗：毛霉病的系统性抗真菌药物主要包括两性霉素 B 制剂、艾沙康唑、泊沙康唑，具体见表 6-3。

表 6-3 抗毛霉目真菌的药物

药物	抗真菌机制	特点	剂型、剂量、用法	不良反应	备注
两性霉素 B 脂质体（L—AmB）	通过结合真菌细胞膜麦角固醇形成孔隙和通道，以及对细胞膜的脂质过氧化损伤双重机制导致真菌细胞死亡，发挥杀菌作用	分子大小为 80nm，单层球形脂质体，体积小且带负电荷，避免了单核吞噬细胞系统的识别和摄取；脂质体直接作用或解离出 AmB 作用；肝、脾浓度高，脑组织浓度高于其他剂型；半衰期长，稳定性高，血药浓度高	静脉滴注，目标剂量为 5～10mg/（kg·d）；中枢神经系统感染时，10mg/（kg·d）；输注时间为 0.5～1.0 小时，剂量≥5mg/kg 时 2 小时；也可进行雾化吸入、支气管镜下治疗、玻璃体内注射	不良反应发生率最低	目前国内外指南或共识推荐用于毛霉病起始治疗的首选药物
两性霉素 B 脱氧胆酸盐（AmB—D）		分子大小为 35nm，胶束结构，与脂蛋白 HDL、LDL 结合，以游离 AmB 作用；尿液浓度高于其他剂型	静脉滴注，0.7～1.0mg/（kg·d），输注时间需≥6 小时；也可局部用药，如雾化吸入或支气管注射治疗、鞘内注射、膀胱冲洗、眼内注射等	肾毒性、电解质紊乱、输液相关不良反应等发生率高	无法获得 L—AmB 时的替代药物
两性霉素 B 脂质复合物（ABLC）		多层带状结构，分子大小为 1600～11000nm，体积最大，易被单核吞噬细胞系统识别并摄取至细胞内，吞噬细胞释放出 AmB 作用；肝、脾浓度高，肺浓度较高	静脉滴注，5～10mg/（kg·d）；输注速度为 2.5mg/（kg·h）；也可进行雾化吸入或支气管镜注射治疗	不良反应发生率较低	我国目前未上市
两性霉素 B 胶状分散体（ABCD）		盘状结构，分子大小为 122nm×4nm，体积较大，易被单核吞噬细胞系统识别并摄取至细胞内，吞噬细胞释放出 AmB 作用；血浆浓度较低，肝、脾浓度高	静脉滴注，目标剂量为 3～4mg/（kg·d），治疗无效时可增加至 6mg/（kg·d）；输注速度为起始 1mg/（kg·h），最少 2 小时	急性输液反应发生率最高，应用前 3 天应特别关注输液反应，肾功能损害较低	用前建议试验剂量；在无法获取 L—AmB 时，对使用 AmB—D 出现肾功能损害的患者，可考虑使用

113

药物	抗真菌机制	特点	剂型、剂量、用法	不良反应	备注
泊沙康唑	两者均属于三唑类，其活性位点包含与真菌14—α—去甲基化酶的结合袋，通过抑制真菌细胞膜上的羊毛甾醇14—α—脱甲基酶，进而抑制麦角固醇的合成，发挥抗真菌作用	泊沙康唑水溶性欠佳，静脉给药需环糊精，对中重度肾功能受损患者不建议静脉给药；肠溶片口服生物利用度为54%，混悬液的变异范围较大；与餐同服，高脂饮食有助于增加药物吸收；提高pH值可使混悬液药物暴露量降低；泊沙康唑组织分布广，但在脑脊液中浓度相对较低	有口服混悬液、肠溶片及注射液3种剂型；病情稳定后可用泊沙康唑肠溶片（300mg qd）序贯治疗；病情稳定者初始治疗也可选用泊沙康唑肠溶片；泊沙康唑口服混悬液（200mg qid或400mg bid）需与餐同服	有恶心、腹泻、过敏、肝损伤、心律失常和QT间期延长等不良反应；是CYP3A4的强抑制剂，药物间相互作用较常见	推荐进行常规血药浓度监测
艾沙康唑		艾沙康唑化学结构中的独特侧臂可使其三唑环与真菌CYP51蛋白结合袋的结合更为紧密；与泊沙康唑相比，艾沙康唑具有更广泛、更强的抗真菌活性；组织分布广，且可穿透至脑组织，用于中枢神经系统感染的治疗	有静脉制剂和口服制剂；水溶性高，静脉给药时无需环糊精，肾功能受损患者无需调整剂量；口服药物的生物利用度高，不受进食及pH值的影响；使用剂量：第1~2天，200mg tid，第3天及以后，200mg qd	肝损伤、缩短QT间期等不良反应；是CYP3A4的中度抑制剂，药物间相互作用相对较少	不需常规进行血药浓度监测

注：HDL，高密度脂蛋白；LDL，低密度脂蛋白。

对于无严重肾功能损害的各类毛霉病患者，L-AmB可作为一线抗真菌治疗的首选药物；对于合并严重肾功能损害的毛霉病患者，建议首选泊沙康唑或艾沙康唑。

首选治疗时，一般选择单药治疗。对于病情危重的毛霉病患者或一线足剂量单药抗真菌治疗疗效欠佳的重症毛霉病患者，联合治疗可以选择两性霉素B（脂质体或脱氧胆酸盐）联合唑类

（艾沙康唑或泊沙康唑）。

对于一线治疗失败和（或）一线药物不能耐受的患者，可考虑挽救治疗。对于两性霉素 B 治疗失败或不耐受的患者，建议使用艾沙康唑治疗，也可考虑泊沙康唑静脉或缓释片口服，泊沙康唑混悬液推荐级别较低。对于初始治疗为泊沙康唑或艾沙康唑者，可考虑改用两性霉素 B 方案。

除了专家共识推荐的治疗药物以外，目前国内外对其他抗真菌药物也有相关探索研究。体外药敏试验表明，96.9%少根根霉和 26.8%小孢根霉属对伊曲康唑 MIC≤2μg/mL，所有小孢根霉及 7.95%少根根霉对特比萘芬 MIC≤2μg/mL。另一项研究发现，对毛霉目，伊曲康唑抗菌活性弱于泊沙康唑，强于艾沙康唑，但该项研究中使用伊曲康唑进行药敏试验的菌株数量相对较少，结果可能有偏倚。总之，因为抗真菌药物敏感性与种相关，尽量对毛霉目真菌鉴定至种水平，但目前体外药敏结果尚无法预测临床疗效，对于主要药物不可及或不耐受的情况，伊曲康唑或特比萘芬可能是潜在的药物选择。

虽然毛霉目真菌对棘白菌素类天然耐药，但体外实验及回顾性研究发现两性霉素 B 制剂或泊沙康唑联合棘白菌素类在特定菌种中具有一定的协同作用，但仍需要随机对照试验进一步验证。

疗程尚不明确，需个体化决策。目前推荐两性霉素 B 治疗病情稳定后可考虑转换为泊沙康唑肠溶片或艾沙康唑序贯治疗，一般需持续数月，直至症状及影像学检查示完全缓解和免疫状态改善。

（七）预防

积极控制易感人群基础疾病。存在高危因素的患者应避免接触被毛霉污染的食物、生活用品及医疗护理物品，积极改善居住环境，避免潮湿、通风不良，做好防霉菌措施。

对于中性粒细胞减少或移植物抗宿主病的患者，推荐使用泊沙康唑缓释片进行一级预防。既往诊断毛霉病的患者治疗完全缓解或部分缓解后，再次接受化疗或造血干细胞移植治疗时，推荐给予前次治疗有效的药物作为二级预防。

主要参考文献

［1］中国医药教育协会真菌病专业委员会，中国毛霉病专家共识工作组．中国毛霉病临床诊疗专家共识（2022）［J］．中华内科杂志，2023（6）：597－605．

［2］Cornely OA，Alastruey－Izquierdo A，Arenz D，et al. Global guideline for the diagnosis and management of mucormycosis：an initiative of the European Confederation of Medical Mycology in cooperation with the Mycoses Study Group Education and Research Consortium ［J］．Lancet Infect Dis，2019，19（12）：e405－e421．

［3］Faiyazuddin M，Sophia A，Ashique S，et al. Virulence traits and novel drug delivery strategies for mucormycosis post － COVID － 19：a comprehensive review ［J］．Front Immunol，2023，14：1264502．

［4］Ghuman SS，Sindhu P，Buxi TBS，et al. CT appearance of gastrointestinal tract mucormycosis ［J］．Abdom Radiol，2021，46（5）：1837－1845．

［5］Sen M，Honavar SG，Bansal R，et al. Epidemiology，clinical profile，management，and outcome of COVID－19－associated rhino－orbital－cerebral mucormycosis in 2826 patients in India－Collaborative OPAI－IJO Study on Mucormycosis in COVID－19（COSMIC），Report 1 ［J］．Indian J Ophthalmol，2021，69（7）：1670－1692．

［6］Sigera LSM，Denning DW. A systematic review of the therapeutic outcome of Mucormycosis ［J］．Open Forum Infect Dis，2023，11（1）：ofad704．

［7］中国医药教育协会真菌病专业委员会．两性霉素B不同剂型临床合理应用多学科专家共识（2024版）［J］．中华内科杂志，2024，63（3）：230－257．

［8］泊沙康唑临床应用专家组．泊沙康唑临床应用专家共识（2022版）［J］．中华临床感染病杂志，2022，15（5）：321－333．

［9］中华医学会血液学分会抗感染学组．艾沙康唑临床应用专家共识（2023版）［J］．临床血液学杂志，2023，36（5）：295－302．

［10］Jeong W，Keighley C，Wolfe R，et al. The epidemiology and clinical manifestations of mucormycosis：a systematic review and meta－analysis of case reports ［J］．Clin Microbiol Infect，2019，25（1）：26－34．

（李晓舟，雷学忠）

三、镰刀菌病

镰刀菌（*Fusarium*）是临床上常见的少见真菌，在免疫功能正常宿主中通常引起局部浅表感染，在免疫功能低下宿主中可引起局部侵袭性和（或）播散性感染。

（一）分类学

镰刀菌属于真菌界（Fungi）、子囊菌门（Ascomycota）、粪壳菌纲（Sordariomycetes）、肉座菌目（Hypocreales）、丛赤壳科（Nectriaceae）、镰孢属（*Fusarium*）。致病镰刀菌被分为 6 个复合体：茄病镰刀菌复合体、尖孢镰刀菌复合体、藤仓镰刀菌复合体、厚垣孢镰刀菌复合体、单隔镰刀菌复合体和肉色镰刀菌－木贼镰刀菌复合体。

（二）常见生存环境

镰刀菌是一种条件致病真菌，广泛分布于自然界，如土壤、水、地下及地上植物、植物残体等有机质中。感染的主要途径是吸入空气中的孢子或通过创伤性损伤（包括烧伤）直接接种。

（三）常见感染部位

在免疫功能正常宿主中，镰刀菌病通常表现为局部浅表感染，如结膜炎、甲真菌病与皮肤浅表感染。偶尔也可引起皮肤深部感染，如蜂窝织炎、溃疡、脓肿等。

在免疫功能低下宿主中，镰刀菌病通常引起局部侵袭性和播散性感染，如鼻窦炎、肺炎、皮肤深部感染或播散性感染、真菌菌血症等。

（四）危险因素

1. 皮肤屏障受损：皮肤外伤、间擦疹，已存在的皮肤或甲真菌病等。

2. 黏膜屏障受损：黏膜外伤、被污染的隐形眼镜及护理液、吸烟等。

3. 免疫功能低下：中性粒细胞减少、T 淋巴细胞免疫功能缺陷，如接受诱导化疗或同种异体造血干细胞移植的血液恶性肿瘤，使用布鲁顿酪氨酸激酶抑制剂（伊鲁替尼等）、糖皮质激素治疗，急性移植物抗宿主病，实体器官移植，放疗、化疗，HIV/AIDS，COVID－19 等。

4. 医院感染：被污染的硬膜外麻醉与手术器械、持续性不卧床腹膜透析等。

（五）诊断

诊断镰刀菌病通常依赖临床表现、病原学及病理学检查。确诊需从感染部位标本中分离出镰刀菌。活检组织培养联合病理学检查可以确诊侵袭性感染。

1. 直接镜检。

1）标本：甲、角膜、皮肤刮片，鼻窦吸取物，呼吸道分泌物，皮肤等组织标本。

2）湿涂片：使用 10％氢氧化钾溶液涂片，直接观察真菌菌丝和（或）酵母样结构。

3）特殊染色：常用钙荧光白（Calcofluor White Stain，CFW）染色、乳酸酚棉蓝染色等，可以帮助观察真菌的特定结构，提高检出率。显微镜下可见镰刀菌的特征性表现：透明、多分隔、香蕉状、底部有足细胞的纺锤样大分生孢子和（或）透明、无隔、卵圆形或圆柱形的小分生孢子。

2. 真菌培养和菌种鉴定。

1）血培养：侵袭性镰刀菌病血培养阳性率可达 40％，采用带需氧瓶血培养系统培养 3 天左右可获得阳性结果。

2）培养基培养：放线菌酮抑制镰刀菌生长，应选用不含放线菌酮的培养基。在马铃薯葡萄糖琼脂和沙氏葡萄糖琼脂培养基上，镰刀菌菌落生长迅速，4 天内可成熟。菌落呈白色、淡紫色、粉色、浅橙色或灰色，表面呈丝绒状或棉絮状。

3）MALDI－TOF MS：适用于菌落菌种的快速鉴定，可准确鉴定镰刀菌菌种复合体。

3. 分子生物学检查。

1）病原体核酸 PCR：靶向核酸扩增，可以快速明确镰刀菌，具有高度的灵敏度和特异性。使用至少两个独立的基因位点 [$EF-1\alpha$、$RPB1$ 和（或）$RPB2$] 设计引物测序可提高鉴定的准确性，并可对比 Fusarium mLST 或 Fusarium－ID 序列数据库确定镰刀菌菌种。ITS 和 D1/D2 序列过于保守，无法区分大多数镰刀菌属，不建议使用。

2）mNGS：非靶向核酸扩增，可同时鉴定多种病原体，若在非污染组织标本、血液、BALF、脑脊液、浆膜腔积液等中发现镰刀菌，提示可能存在镰刀菌感染。

4. 血清学检查。

1）抗原检测：侵袭性镰刀菌病患者的真菌 G 试验和 GM 试验均可呈阳性。血清 G 试验/GM 试验阳性者，建议在治疗期间监测 G 试验/GM 试验。

2）抗体检测：无。

5. 病理学检查：①镰刀菌的菌丝在组织中表现为较窄（3～8μm 宽）的透明二叉锐角分支型有隔菌丝。不定分生孢子可以存在，其中肾形不定分生孢子的存在高度提示镰刀菌病。②在组织中，镰刀菌的菌丝形态与曲霉和赛多孢子菌菌丝相似，确诊镰刀菌病需结合病原检测，如病原体核酸原位杂交或 PCR。若在标本中同时发现菌丝和酵母样结构，则高度提示镰刀菌感染，糖原染色、六胺银染色可帮助观察真菌的特定结构，提高检出率。

（六）治疗

由于缺乏临床试验观察，侵袭性镰刀菌病的最佳治疗策略尚不清楚。病例报道显示，镰刀菌对两性霉素 B、伏立康唑、泊沙康唑、艾沙康唑等具有一定的敏感性，对氟康唑、伊曲康唑、棘白菌素类等不敏感。真菌药敏试验可指导抗真菌治疗。

1. 局部感染：对于角膜炎，常采取局部治疗，或与全身性治疗联合。疗程需数月，根据治疗反应确定，常需反复眼科检查评估。局部治疗可使用纳他霉素混悬液（5mg/mL）滴眼，每小时 1 次，随后根据患者对药物的反应调整用药。免疫功能低下患者与严重感染患者适宜局部治疗与全身性治疗联合，如联用伏立康唑口服。

2. 侵袭性感染。

1）抗感染治疗：初始治疗一般使用两性霉素 B 脂质体或伏立康唑治疗；严重免疫功能低下患者或严重感染患者宜联合使用两性霉素 B 和伏立康唑治疗，病情好转后可转为单药治疗。初始治疗失败者，可选择泊沙康唑、特比萘芬联合两性霉素 B（脂质体）、伏立康唑联合棘白菌素/特比萘芬/两性霉素 B（脂质体）、艾沙康唑等挽救治疗。

2）辅助治疗：外科清创术去除感染组织，清除受感染的异物。根据病情使用粒细胞集落刺激因子或粒－巨噬细胞集落刺激因子恢复中性粒细胞水平。

3）疗程：取决于感染部位和程度、患者的基础疾病与免疫状态、持续免疫抑制的需求，以及对治疗的反应，多需要数月。

（七）预防

镰刀菌病危害大，治疗棘手，应积极对高危人群实施预防措施。

1. 一级预防：适用于高风险侵袭性镰刀菌病患者。

1）保持皮肤与黏膜的完整性，避免受损的皮肤与黏膜接触可能带有镰刀菌的物质。

2）做好空气防护，防止吸入被镰刀菌孢子污染的空气。

3）使用伏立康唑或泊沙康唑治疗局部浅表镰刀菌感染，预防侵袭性感染。

2. 二级预防：适用于有镰刀菌病病史并将要经历后续免疫抑制期的患者。

1）在开始免疫抑制剂治疗前评估有无残余感染，若无残余感染可使用先前敏感的药物进行二级预防。

2）尽可能使用较弱的免疫抑制剂，尽可能减少使用剂量和使用时长。

3）尽可能避免移植物抗宿主病的发生。

4）尽可能降低中性粒细胞减少程度和减少持续时间。

主要参考文献

［1］Nucci M，Anaissie E. *Fusarium* infections in immunocompromised patients ［J］. Clin Microbiol Rev，2007，20（4）：695－704.

［2］Liu K，Howell DN，Perfect JR，et al. Morphologic criteria for the preliminary identification of *Fusarium*，*Paecilomyces*，and *Acremonium* species by histopathology ［J］. Am J Clin Pathol，1998，109（1）：45－54.

［3］Nucci M，Carlesse F，Cappellano P，et al. Earlier diagnosis of invasive fusariosis with *Aspergillus* serum galactomannan testing ［J］. PLoS One，2014，9（1）：e87784.

[4] Ostrosky－Zeichner L，Alexander BD，Kett DH，et al. Multicenter clinical evaluation of the（1，3）beta－D－glucan assay as an aid to diagnosis of fungal infections in humans［J］. Clin Infect Dis，2005，41（5）：654－659.

[5] Alastruey－Izquierdo A，Cuenca－Estrella M，Monzón A，et al. Antifungal susceptibility profile of clinical *Fusarium* spp. isolates identified by molecular methods［J］. J Antimicrob Chemother，2008，61（4）：805－809.

[6] Debourgogne A，de Hoog S，Lozniewski A，et al. Amphotericin B and voriconazole susceptibility profiles for the *Fusarium solani* species complex：comparison between the E－test and CLSI M38－A2 microdilution methodology［J］. Eur J Clin Microbiol Infect Dis，2012，31（4）：615－618.

[7] Nucci M，Shoham S，Abdala E，et al. Outcomes of patients with invasive fusariosis who undergo further immunosuppressive treatments，is there a role for secondary prophylaxis［J］. Mycoses，2019，62（5）：413－417.

[8] Lee D，Pan JH，Kim D，et al. Mycoproteins and their health－promoting properties：*Fusarium* species and beyond［J］. Compr Rev Food Sci Food Saf，2024，23（3）：e13365.

[9] Hoenigl M，Salmanton－García J，Walsh TJ，et al. Global guideline for the diagnosis and management of rare mould infections：an initiative of the European Confederation of Medical Mycology in cooperation with the International Society for Human and Animal Mycology and the American Society for Microbiology［J］. Lancet Infect Dis，2021，21（8）：e246－246e257.

（马元吉，周陶友）

四、赛多孢菌病

赛多孢菌病（Scedosporiosis）是由赛多孢菌属（*Scedosporium* spp.）引起的感染。该属真菌为机会致病真菌，常定植于人体呼吸道。

（一）分类学

赛多孢菌属隶属于真菌界（Fungi）、子囊菌门（Ascomycota）、粪壳菌纲（Sordariomycetes）、小囊菌目（Microascales）、小囊菌科（Microascaceae），是一类兼性厌氧的透明丝状真菌。目前赛多孢子菌属至少包括 10 余种，可致人类赛多孢菌病的主要有 3 种：尖端赛多孢菌（*S. apiospermum*）、桔黄赛多孢菌（*S. aurantiacum*）和波氏赛多孢菌（*S. boydii*）。其中以尖端赛多孢菌及波氏赛多孢菌常见。

（二）常见生存环境

赛多孢菌属主要发现于温带地区，广泛存在于外界环境，可从土壤、受污染的水、肥堆、家禽家畜粪便中分离，可定植于人体的呼吸道，从既往受到结构性损伤的呼吸道内（如囊性纤维化、肺结核、支气管扩张症）最常分离出来。有在囊性纤维化患者家中的盆栽土壤中分离出该菌种的报道。

（三）危险因素

该病多发生于免疫功能缺陷者，也可发生于免疫功能正常者。

1. 免疫功能正常者。

1）手术及创伤：最常见的危险因素，常引起相应部位的局部感染，如眼部撕裂伤和穿透伤后。

2）淹溺：赛多孢菌是淹溺后侵袭性真菌感染最常见的病原真菌，淹溺后的缺氧状态、糖皮质激素治疗及吸入性肺炎等可能造成中枢神经系统感染或全身感染。

2. 免疫功能缺陷者。

1）实体器官及干细胞移植。

2）实体恶性肿瘤。

3）接受免疫抑制治疗将增加感染风险，但感染较少发生在血液系统肿瘤、HIV/AISD 患者、原发性免疫功能缺陷患者。

4）CD4＋T 淋巴细胞计数＜100 个/μL 是发生侵袭性赛多孢病的重要危险因素。

（四）常见感染部位及临床表现

赛多孢菌属主要引起真菌肿（Eumycotic Mycetoma）、皮肤感染及肺部感染，还可引起眼部、鼻、鼻窦、耳道、骨、关节、肌肉感染。对于免疫功能缺陷者，赛多孢菌侵入局部后易播散入血，造成中枢神经系统感染、感染性心内膜炎、真菌性动脉瘤、肾脏感染、腹膜炎，以及由播散导致的肺部感染、皮肤感染、眼和眶部感染。

由赛多孢菌属引起的主要感染类型如下。

1. 真菌肿：由赛多孢菌引起的慢性肉芽肿性皮肤软组织感染，最常累及下肢，足部最为常见。病变无痛，生长缓慢，边缘清晰，长期局限于局部。可出现多发结节，并自发排出化脓性物质。病变经久不愈，在 1 年左右可形成窦道，甚至累及韧带、关节及骨骼。

2. 皮肤感染：创伤性接种后的原发表现或血行传播后的结果，表现为瘀斑、坏死性斑丘疹、出血性大疱、孤立性溃疡、浸润性红斑和化脓性结节。

3. 肺部感染：可表现为肺炎、急性支气管炎、过敏性肺炎、胸膜炎、真菌球等，主要临床特征为发热、咳嗽、咯痰、咯血、胸膜炎性胸痛和呼吸困难。

4. 眼部感染：在免疫功能正常的宿主中可引起翼状胬肉、结膜炎、巩膜炎、角膜炎，角膜炎较为多见。免疫功能低下患者可发生眼内炎，表现为眼痛、畏光和视物模糊。

5. 中枢神经系统感染：多为肺部感染后经血行传播，表现为脑脓肿、脑室炎、脑膜炎等。

6. 心内膜炎和其他血管内感染：心内膜炎好发于免疫功能低下且存在心内膜炎高危因素的人群，如接受瓣膜置换及腔内植入装置的患者，可形成赘生物并继而导致动脉栓塞。还可导致真菌性动脉瘤，常常累及椎－基底动脉及主动脉，死亡率较高。

（五）诊断

诊断赛多孢菌感染可依据病史、临床表现、感染部位、影像学检查、病原学及病理学检查等综合判断。赛多孢菌病可造成多部位感染，表现形式多样，肺部感染及皮肤感染不具备特异性表现，单纯通过临床表现难以诊断。病史采集过程中，外伤史、手术史、淹溺史和免疫功能缺陷病史是诊断赛多孢菌病的重要线索，最终确立诊断有赖于病原学检查及分子生物学检查。

1. 直接镜检：使用生理盐水或 10％氢氧化钾溶液涂片，采用 20％氢氧化钾结合免疫荧光显微镜技术，有助于提高检出率。赛多孢菌具有透明的菌丝、规则的菌丝分隔和二分分支，形态学上较难与曲霉和镰刀菌相鉴别。与曲霉相比，赛多孢菌的分支欠规则，菌丝顶端或侧面可见分生孢子。

2. 真菌培养鉴定：通常使用半选择性或选择性培养基进行培养。尖端赛多孢菌能在多种营养丰富的培养基上快速生长，形成棉花状、白色或淡黄色至棕褐色的菌落。含有二氯胺和苯甲酰的半选择性培养基（Sce-Sel＋培养基）有利于赛多孢菌的培养。培养后可通过 MALDI-TOF MS、物种特异性多重 PCR 检测或β-微管蛋白 DNA 测序进一步鉴定。

3. 分子生物学：通过核酸 PCR 检测真菌 DNA。mNGS 也有助于该病诊断。由于赛多孢菌也可在人呼吸道中定植，如果在痰液和 BALF 中检出赛多孢菌属序列，应当结合临床资料，进一步判断是定植还是感染。如果新鲜组织中检出赛多孢菌序列，多提示存在侵袭性感染。

4. 血清学检查：目前没有赛多孢子菌属的特异性标志物。赛多孢菌感染时 G 试验可呈阳性，GM 试验呈阴性，目前尚无特异性的血清学检查方法。

5. 病理学检查：

1）病理组织活检可见真菌菌丝在坏死区域增生。菌丝分隔，偶发分支或局部渐进性二分支，偶有直角分支，有时可桥接两个平行菌丝形成"H"形结构。

2）分生孢子单生或簇生，呈柠檬形，基部截断。六铵银染色可显现黑色的分支菌丝，伴有圆形或柠檬形分生孢子样结构。

3）感染灶有轻微炎性细胞浸润，伴明显血管侵犯，甚至可在管腔内形成分生孢子。真菌性血栓较常见。

其中，直角分支、"H"形结构、柠檬形分生孢子及非暴露部位产生分生孢子是赛多胞菌病较为特异的组织病理学表现，有助于和镰刀菌、曲霉鉴别。

（六）抗感染治疗

1. 手术治疗：如病变局限，手术切除是治疗成功的关键。抗真菌治疗难以控制病情时应考虑手术切除感染组织。对浅表感染部位可进行手术切除、清创及引流。

2. 抗真菌治疗：赛多孢菌通常对两性霉素 B、5-氟胞嘧啶耐药，对氟康唑、伊曲康唑和棘白菌素类的敏感性因菌种不同而不同，可用的抗真菌药物有限。

1）一线治疗：所有类型患者均推荐伏立康唑或以伏立康唑为基础的联合用药。可联用的药物有两性霉素 B（或脂质体）、棘白菌素类、特比萘芬等，视病情轻重选择二联或三联抗真菌方案。

2）二线治疗：艾沙康唑、泊沙康唑或伊曲康唑。两性霉素 B在联合用药时疗效更好，能够提高生存率，故不推荐单用两性霉素 B。

3）挽救治疗：伏立康唑、棘白菌素类或泊沙康唑等，但仍需更多研究的验证。

赛多孢菌属主要致病种体外药敏试验对常用抗真菌药物的敏感性见表 6-4。

表 6-4　赛多孢菌属主要致病种体外药敏试验对常用抗真菌药物的敏感性

真菌	尖端赛多孢菌	波氏赛多孢菌	桔黄赛多孢菌
两性霉素 B	I-R	I-R	R
5-氟胞嘧啶	R	R	NA
棘白菌素类	S	S	R
氟康唑	I-R	I-R	NA
伊曲康唑	S-R	S-R	R
伏立康唑	S	S	S
泊沙康唑	S	S	S-R
艾沙康唑	S-I	S-I	NA

注：S，敏感；I，中介或剂量依赖性耐药；R，耐药；NA，无数据。

（七）预防

赛多孢菌病可预防性低，尚无疫苗研发成功上市。该病的好发人群或者具有高危因素的患者应减少接触感染的机会。

主要参考文献

[1] Tortorano A，Richardson M，Roilides E，et al. ESCMID and ECMM joint guidelines on diagnosis and management of hyalohyphomycosis：Fusarium spp.，Scedosporium spp. and others [J]. Clin Microbiol Infect,

2014，20（3）：27－46.

［2］Li JYZ, Yong TY, Grove DI, et al. Successful control of Scedosporium prolificans septic arthritis and probable osteomyelitis without radical surgery in a long－term renal transplant recipient ［J］. Transplant Infectious Disease, 2007, 10 (1): 63－65.

［3］Rougeron A, Giraud S, Alastruey－Izquierdo A, et al. Ecology of scedosporium species: present knowledge and future research ［J］. Mycopathologia, 2017, 183 (1): 185－200.

［4］Ramirez－Garcia A, Pellon A, Rementeria A, et al. Scedosporium and Lomentospora: an updated overview of underrated opportunists ［J］. Medical Mycology, 2018, 56 (suppl 1): S102－S125.

［5］Todokoro D, Hoshino J, Yo A, et al. Scedosporium apiospermum infectious scleritis following posterior subtenon triamcinolone acetonide injection: a case report and literature review ［J］. BMC Ophthalmology, 2018, 18 (1): 40.

［6］Yan P, Chen J, Wang H, et al. A systemic infection involved in lung, brain and spine caused by Scedosporium apiospermum species complex after near－drowning: a case report and literature review ［J］. BMC Infectious Diseases, 2024, 24 (1): 342.

［7］宋诗铎，巩路，祁伟，等. 临床感染病学 ［M］. 天津：天津科学技术出版社，2004.

（由屹先，吴东波，周陶友）

五、帚霉病

帚霉病是由帚霉属（*Scopulariopsis*）真菌引起的感染。常见临床感染类型包括甲真菌病、角膜炎和局部皮肤感染，侵入性感染不常见。以下主要介绍帚霉属的深部感染。

（一）分类学

帚霉属归属于真菌界（Fungi）、子囊菌门（Ascomycota）、盘菌亚门（Pezizomycotina）、粪壳菌纲（Sordariomycetes）、小囊菌目（Microascales）、小囊菌科（Microascaceae）、帚菌属。帚菌属有短帚霉（*S. brevicaulis*）、枝顶帚霉（*S. acremonium*）、*S. asperlia*、*S. candida*、黄帚霉（*S. flava*）、*S. fusca* 和康宁帚霉（*S. koningii*）可致人发病，其中短帚霉是帚霉属中最常见

的致病菌。

（二）生存环境

帚霉属在自然界广泛分布，存在于土壤、植物材料、食物、空气、羽毛和昆虫等。室内环境中的帚霉属通常被认为是实验室的污染菌。

（三）感染部位

1. 播散性帚霉病：相对常见，临床表现根据受累部位不同而不同，可侵犯肺、皮肤、大脑和心脏，肾、淋巴结、气管、肝、鼻中隔、眼睛、脾、胸腔、甲状腺、结肠、胃、胸腺、胸膜表面和鼻窦也可受累。

2. 肺部帚霉病：常见症状是发热、咳嗽、呼吸困难、咯血、胸痛。CT 表现为肺浸润、主支气管阻塞、胸水、肺不张。

3. 深部皮肤帚霉病：约半数病例发生在免疫功能正常者。潜在危险因素是移植、类固醇激素治疗、整容手术、伤口、甲癣等。表现为发热、慢性肉芽肿反应、溃疡、结节、皮疹、斑块、丘疹样红斑，甚至局部皮肤坏死。

4. 脑脓肿：病变部位可在额叶、额顶区、颞叶的深部白质。

5. 心内膜炎：超声心动图通常显示瓣周赘生物，包括二尖瓣、主动脉假体，赘生物粗糙、易碎，甚至导致瓣膜裂开。

6. 其他感染：可引起甲真菌病、角膜炎、眼内炎、口真菌炎、耳真菌病、腹膜炎、实体移植相关感染。

（四）危险因素

播散性帚霉病主要见于免疫功能低下的人群，如急性髓母细胞白血病、慢性白血病、再生障碍性贫血、非霍奇金淋巴瘤、多发性骨髓瘤等血液系统疾病及实体器官移植的患者。

（五）诊断

诊断帚霉病需结合危险因素、临床表现、实验室检查以及病理学检查综合评判。

1. 直接镜检：短帚霉在乳酸酚棉蓝染色后，菌丝呈透明或浅棕色，分生孢子梗直立、短，分支可呈帚状枝样，形似青霉。

2. 培养鉴定：帚霉属菌落生长迅速，为白色、浅灰色、棕褐色或棕色菌落，菌丝和分生孢子呈透明或浅棕色。圆柱形的产孢细胞产生分生孢子，分生孢子光滑或明显粗糙。短帚霉在马铃薯葡萄糖琼脂、沙氏琼脂及察氏琼脂培养基上菌落生长迅速，初为灰白色，后变为白色毡样，5天成熟，成熟后为粉状淡黄褐色，中央可见绳状气生菌丝。

鉴定要点：帚霉菌落为白色、棕色至黑色；产孢细胞呈圆柱形，环痕产孢；分生孢子基部截平，可呈长链状。

3. 分子生物学方法。

1）PCR：通过28S大亚基核糖体RNA（rDNA）基因靶向检测临床样品中的帚霉属。

2）mNGS：非靶向核酸扩增，与数据库比对得到病原体信息。当其他手段不能明确诊断时，该方法用于辅助检查。

4. 血清学检查：无。

5. 病理组织活检：组织中可见多形核中性粒细胞浸润，粗壁分生孢子中存在菌丝，粗壁分生孢子基部宽，肿胀且壁厚，分支分离菌丝可入侵血管。

（六）抗感染治疗

帚霉属对现有抗真菌药物存在高度耐药性，体外药敏试验显示所有抗真菌药物的MIC均较高。对于侵袭性帚霉病应尽快实施药敏试验，建议两种或三种药物联合治疗。2021年欧洲医学真菌学联合会与国际人类和动物真菌学学会及美国微生物学学会罕见霉菌感染诊断和管理全球指南建议首选艾沙康唑或伏立康唑，替代治疗方案为两性霉素B单用或联合伏立康唑，挽救治疗选择泊沙康唑联合米卡芬净或特比萘芬。

主要参考文献

Perez－Cantero，Guarro J. Current knowledge on the etiology and epidemiology of Scopulariopsis infections ［J］. Med Mycol，2020，58（2）：145－155.

（朱霞，周陶友）

六、木霉病

木霉病（*Trichoderma* infection）是由木霉属真菌

（*Trichoderma* spp.）感染引起的罕见真菌病。木霉在自然环境中广泛存在，大多数对人类不致病，某些种类的木霉在免疫功能低下的人群中可以引起严重的感染。随着越来越多的病例报道，木霉被认为是一种新兴的机会性病原体。

（一）分类学

木霉属于真菌界（Fungi）、子囊菌门（Ascomycota）、粪壳菌纲（Sordariomycetes）、肉座菌目（Hypocreales）、肉座菌科（Hypocreaceae）、木霉属（*Trichoderma*）。木霉属是一个多样性极高的属，包括众多的种和菌株。

据报道引起人类致病的主要有 6 种木霉，包括长梗木霉（*T. longibrachiatum*）、绿色木霉（*T. viride*）、哈慈木霉（*T. harzianum*）、拟康氏木霉（*T. pseudokoningii*）、康氏木霉（*T. koningii*）、桔绿木霉（*T. citrinoviride*），其中长梗木霉是最常见的病原体。

（二）常见生存环境

木霉为嗜温真菌，生长温度最高可达 48℃，具有快速生长性及抗逆性。木霉在自然界中广泛分布，通常在富含有机质的土壤、植物表面和根系，以及木材、树叶和植物残体的腐殖中存在。

（三）常见感染部位及临床表现

1. 呼吸系统感染：木霉可以引起上呼吸道和下呼吸道感染，包括鼻窦炎、支气管炎和肺炎。患者可出现咳嗽、气促、发热、胸痛等表现。6 例血液病患者合并肺部木霉感染的临床病例报道提示胸部影像主要为结节伴周围磨玻璃影。

2. 腹膜炎：腹膜透析患者容易出现，可表现为发热、腹痛、腹泻。有文献对报道的 38 例木霉感染的临床病例分析发现，表现为腹膜炎的有 10 例，腹膜炎是木霉感染常见的表现形式之一。

3. 皮肤和软组织感染：木霉常见的感染部位，常发生在皮肤破损处，如手术伤口、外伤和烧伤部位，通常表现为局部红肿、疼痛、化脓和坏死。

4. 血流感染：可有发热、畏寒、寒战等症状，容易引起播散性感染，可出现相应感染部位的症状。

5. 中枢神经系统感染：中枢神经系统感染较为罕见，但非常严重。木霉可以通过血行传播或直接侵入脑部，引起脑膜炎、脑脓肿，表现为头痛、发热、颈部僵硬和意识障碍。

6. 眼部感染：眼部感染也是一种较为罕见但严重的表现。木霉可以导致角膜炎、视网膜炎和眼内炎，可能会导致视力下降甚至失明。

7. 罕见部位感染：心脏、骨骼、肝等部位的感染也有报道。

（四）危险因素

1. 免疫抑制：免疫抑制是木霉病最重要的危险因素。可导致免疫功能低下的情况有器官移植、肿瘤和化疗、HIV/AIDS等。

2. 皮肤损伤：皮肤是身体的第一道防线，任何皮肤破损都可能成为感染的入口。常见的皮肤损伤包括手术伤口、烧伤、外伤等。

3. 长期使用抗菌药物：长期使用广谱抗菌药物可能破坏人体正常菌群，削弱免疫系统对病原菌的防御能力，增加真菌感染的风险。

4. 长期住院和重症监护：长期住院和重症监护的患者，特别是使用呼吸机、留置导管等侵入性医疗器械的患者，感染木霉的风险显著增加。

5. 其他：糖尿病、肾衰竭、腹膜透析、慢性阻塞性肺疾病、高龄也是增加侵袭性真菌感染发生率的重要因素。

（五）诊断

木霉病的临床表现不具有特异性，通常取决于感染部位和感染的严重程度。诊断木霉病通常依赖于临床表现及实验室检查，确诊需要联合病理学检查。实验室检查包括以下几种。

1. 直接镜检和培养：从感染部位取样进行直接镜检和培养，木霉属生长快速，一般在3天内成熟，血培养罕见生长。木霉菌落显微镜下形态特征：分生孢子呈锥体状分枝，近顶端有短分枝，分枝成直角或锐角，形似松柏样。分生孢子黏聚成球形或近球形，无色到亮黄绿色。由于在不同种类的木霉中分生孢子形态重叠区分困难，不建议单独进行形态学鉴定。

2. 组织病理学检查：通过活检或手术取样进行组织病理学检查，能够观察到细分隔的菌丝，即"透明菌丝病病理实体"。菌丝具有分生孢子的特征。菌丝形态易与曲霉和其他透明菌丝混淆，需注意鉴别。

3. 分子生物学：PCR、NGS等分子生物学方法可以快速检测木霉的DNA，提高诊断的灵敏度和特异性。尤其是NGS具有覆盖面广、灵敏度高、耗时短等优点，能够克服传统诊断方法的局限性，在检测新发、罕见和诊断困难的病原体时优势明显。

4. 血清学检查：有报道提示木霉感染GM试验阳性，虽然不如直接镜检和培养可靠，但可以作为辅助诊断手段。

（六）抗感染治疗

木霉病的治疗主要依赖于抗真菌药物，目前尚无统一的治疗方案。2008年版美国临床和实验室标准协会产孢丝状真菌药敏试验方案建议，在临床疑似或确诊感染木霉的病例中，推荐单用伏立康唑或两性霉素B治疗，同时需积极完善药敏试验。结合近年的病例报道，常用的抗真菌药物主要包括多烯类和唑类两大类，体外药敏试验显示大多数木霉菌株对氟康唑和5-氟胞嘧啶耐药，对两性霉素B、伊曲康唑敏感或中度耐药。用药疗程应根据感染的类型和范围，以及患者自身易感条件来综合判定。

1. 多烯类：两性霉素B或其脂质体是一种广谱抗真菌药物，对木霉病有良好的疗效。由于两性霉素B不良反应较多，使用过程中应密切监测肾毒性及其他不良反应。

2. 唑类：伏立康唑、伊曲康唑、泊沙康唑也被证实对木霉病的治疗有效。

3. 联合治疗：在一些严重或难治的木霉病病例中，可能需要采用联合抗真菌治疗。文献报道有唑类与棘白菌素类（卡泊芬净）、唑类与多烯类、唑类与多烯类及5-氟胞嘧啶的联合。此外，结合外科干预，如清除坏死组织或脓肿引流，也可能有助于控制感染。

（七）预防

由于木霉病主要影响免疫功能低下的个体，预防措施应重点放在减少高危人群的感染风险和增强免疫力上。

1. 良好通风，定期清洁和消毒室内环境，避免长期暴露在潮湿和霉菌易生长的环境中。

2. 均衡饮食、适当锻炼、保证充足睡眠，保持健康的生活方式，增强免疫力。

3. 接种疫苗预防常见感染性疾病，如流感和肺炎，减少因感染导致的免疫功能下降。

4. 对于高风险患者，如接受实体器官移植、长期使用免疫抑制剂或化疗的患者，可考虑预防性使用抗真菌药物，以降低真菌感染的风险。

5. 早期筛查和监测：定期检查高风险人群的真菌感染指标，及早发现和干预潜在的感染。

主要参考文献

[1] Dos Santos UR, Dos Santos JL. Trichoderma after crossing kingdoms: infections in human populations [J]. J Toxicol Environ Health B Crit Rev, 2023, 26 (2): 97−126.

[2] Burzio C, Balzani E, Montrucchio G, et al. Trichoderma spp. − related pneumonia: a case report in heart−lung transplantation recipient and a systematic literature review [J]. J Fungi (Basel), 2023, 9 (2): 195.

[3] Sandoval−Denis M, Sutton DA, Cano−Lira JF, et al. Phylogeny of the clinically relevant species of the emerging fungus Trichoderma and their antifungal susceptibilities [J]. J Clin Microbiol, 2014, 52 (6): 2112−2125.

[4] Roman−Soto S, Alvarez−Rojas E, Garcia−Rodriguez J. Skin infection due to Trichoderma longibrachiatum in a haematological paediatric patient [J]. Clin Microbiol Infect, 2019, 25 (11): 1383−1384.

[5] Richter S, Cormican MG, Pfaller MA, et al. Fatal disseminated Trichoderma longibrachiatum infection in an adult bone marrow transplant patient: species identifcation and review of the literature [J]. J Clin Microbiol, 1999, 37 (4): 1154−1160.

[6] Chouaki T, Lavarde V, Lachaud L, et al. Invasive infections due to Trichoderma species: report of 2 cases, fndings of in vitro susceptibility testing, and review of the literature [J]. Clin Infect Dis, 2002, 35 (11): 1360−1367.

[7] Castelli MV, Alastruey − Izquierdo A, Cuesta I, et al. Susceptibility

testing and molecular classification of Paecilomyces spp. [J]. Antimicrob Agents Chemother, 2008, 52: 2926－2928.

[8] 张公杰，李东明. 木霉病的研究现状 [J]. 菌物学报, 2019, 38 (8): 1287－1297.

（贺金枝，王丽春）

七、链格孢霉病

链格孢属（*Alternaria*）是一种环境中常见的腐生菌，一般对人类无致病性，但在某些条件下可引起感染。以下是关于链格孢霉病（Alternariosis）的详细介绍。

（一）分类学

链格孢霉属于真菌界（Fungi）、子囊菌门（Ascomycota）、座囊菌纲（Dothideomycetes）、格孢腔菌目（Pleosporales）、格孢腔菌科（Pleosporaceae）、链格孢属，链格孢属下被认可的种有 300 多个。链格孢属中分离频率最高的种类是互隔链格孢（*Alternaria alternata*）、极细链格孢（*A. tenuissima*）和侵染链格孢（*A. infectoria*）。

（二）常见生存环境和人体部位

链格孢属在世界范围的自然环境中广泛分布，许多是土壤、空气和各种其他环境中常见的腐生菌。有些是普遍存在的植物病原体，可导致小麦叶枯病、葱紫斑病、玉米大斑病、茄子早疫病及白菜黑斑病等经济作物的病害。链格孢属可在正常人类和动物皮肤和结膜上被发现。一般对人类无致病性，但可引起过敏性疾病，也可引起不同部位的局部感染，极少引起内脏感染。

（三）常见感染部位及临床表现

链格孢霉主要导致局部感染，也可造成播散性皮肤病变，极少累及内脏。随着糖皮质激素和免疫抑制剂的广泛应用，本病发病率不断增高。

1. 皮肤软组织感染：最常见的感染部位是皮肤，其次是皮下组织，可表现为局限性皮损或播散性皮肤感染。病变通常表现为身体暴露部位（如四肢和手）的孤立囊性或丘疹性病变。

2. 其他浅表部位感染：链格孢霉也可以导致眼真菌病，但发病率低，大多数病例为角膜炎，也可表现为眼内炎，或同时合并角膜炎和眼内炎。链格孢属也是真菌性鼻窦炎和甲真菌病的少见致病菌。

3. 深部感染：链格孢霉极少侵犯内脏，迄今只有极少关于链格孢霉深部感染的报道，包括肺炎、气管支气管炎、神经系统感染、腹腔感染、败血症。

1）肺部感染可表现为咳嗽、咳痰、痰中带血丝、呼吸困难、胸痛、发热等，也可无任何呼吸系统症状，仅表现为肺部结节，在基础疾病诊治中被发现。多同时合并链格孢霉皮肤软组织感染，也有同时合并肺曲霉病的报道。

2）神经系统感染可表现为脑脓肿、脑膜炎，甚至是椎管内肿块，有患者因室管膜瘤及阻塞性脑积水伴有下肢无力、尿失禁和足下垂，行脊柱减压手术时取椎管内肿块进行组织病理学检查时发现并诊断。

3）腹膜炎多发生在持续性腹膜透析的患者中。

4）败血症发生在一例有发热症状的急性白血病患者，通过血培养确诊。

（四）危险因素

1. 免疫系统功能障碍：实体器官移植后免疫抑制治疗是本病最常见的危险因素，据报道，有 40% 发生在实体器官移植患者中。骨髓移植患者鼻窦炎的风险较高，而肺移植患者颅内感染的风险较高。长期皮质类固醇和其他免疫抑制剂治疗、HIV/AIDS、遗传性中性粒细胞功能障碍和急性白血病等也是高危因素。

2. 屏障破坏：免疫功能正常的人皮肤破损处接触植物或土壤后偶尔也可能感染链格孢霉，意外或手术性眼外伤可致链格孢霉角膜炎，有报道发现腹膜透析和脑室引流术后的链格孢霉感染。

3. 激素变化：高糖饮食，特别是在血糖控制不佳的糖尿病患者中；库欣综合征，肾上腺分泌过多糖皮质激素等。

（五）诊断

诊断链格孢霉病通常依赖于临床表现、组织病理学检查以及实验室检查。

1. 直接镜检及组织病理学检查。

1）湿涂片：使用 10％氢氧化钾溶液涂片，直接观察链格孢霉的菌丝。

2）特殊染色：HE 染色、免疫荧光染色、棉蓝染色、PAS 可以帮助观察真菌的特定结构，提高检出率。Fontana－Masson 染色可明确检测组织/抽吸标本中的黑色素。

3）组织病理学检查：皮肤病变常表现为肉芽肿性炎症，但不是链格孢霉病的特异性表现。标本中可发现酵母样结构和隔膜菌丝等真菌元素。经真菌特殊染色，组织中更容易发现病原真菌。组织中可见直径 $3\sim15\mu m$ 的棕色分隔菌丝、直径 $10\sim15\mu m$ 的圆形孢子，菌丝和孢子均可被 PAS 染色。

2. 培养和鉴定。

1）普通培养基：沙氏葡萄糖琼脂是培养真菌的常规选择，但形成孢子的能力很差，不利于形态观察和物种鉴定。马铃薯胡萝卜琼脂能很好地形成孢子，有利于链格孢菌物种的鉴别。

2）MALDI－TOF MS：适用于纯化菌落链格孢属菌种的快速鉴定。

3. 分子生物学方法。

1）一代测序：真菌中广泛使用的 *18S rRNA* 基因的 ITS 区域序列分析可以进行链格孢属鉴定，但是对属内各个菌种的鉴定作用有限。*ITS1*、*5.8S*、*ITS2*、*LSU*、*β－tubulin* 的联合使用可以辅助菌种鉴定。

2）mNGS：非污染组织标本、血液、脑脊液等进行 mNGS 检查，阳性者提示可能存在链格孢霉感染，但链格孢霉也是常见的污染菌，mNGS 中报告链格孢属序列要结合患者免疫状态、标本类型、临床表现等综合评估。

4. 血清学检查：目前真菌 G 试验和 GM 试验在链格孢霉病中诊断中的数据缺乏，故诊断意义不明。GM 试验有时可发生交叉反应。目前没有针对链格孢霉的抗体检测。

（六）治疗

目前没有链格孢霉病的治疗推荐，也没有关于链格孢霉病治疗的临床研究，只有个案报道。总体而言，伊曲康唑、泊沙康唑、伏立康唑对其 MIC 较低，泊沙康唑的 MIC 低于伏立康唑，两性霉素 B 及特比萘芬的 MIC 也低。

1. 皮肤软组织链格孢霉病：通常接受手术切除和（或）抗真菌治疗，部分患者停止或减少免疫抑制剂的用量即可控制感染，对于皮下结节，单靠手术治疗是有效的。口服真菌药物主要用于免疫抑制患者的治疗，防止真菌播散。多发性皮下结节需全身抗真菌药物治疗。目前常选用伊曲康唑，也可以选择泊沙康唑、伏立康唑，也有病例报告使用两性霉素 B、特比萘芬。

2. 链格孢霉眼部感染：可使用多种抗真菌药物及多种给药方式，包括局部、玻璃体内注射和（或）全身性使用药物。抗真菌药物多选择伏立康唑口服，对于严重的真菌性眼内炎病例，可以进行玻璃体内注射。其他抗真菌药物，如氟康唑、泊沙康唑、5-氟胞嘧啶、两性霉素 B，也用于治疗链格孢霉属眼部感染。有时需要角膜移植术或玻璃体切除术等手术干预。

3. 链格孢霉鼻窦炎和甲真菌病：对于链格孢霉鼻窦炎，抗真菌治疗可单独使用两性霉素 B 或联合 5-氟胞嘧啶，但多与手术相结合治疗。伊曲康唑是治疗链格孢属甲真菌病最常用的药物。

4. 深部感染：链格孢霉导致的肺部或气管支气管感染多使用唑类如氟康唑、伏立康唑、泊沙康唑等治疗，治疗时间从 6 周到 6 个月不等。

链格孢霉神经系统感染病例中，有通过更换脑室引流装置，并使用伏立康唑 1 年治疗成功者。也有病例使用两性霉素 B 脂质体和伏立康唑有效，序贯泊沙康唑加 5-氟胞嘧啶治疗成功。还有一例脑脓肿患者因无法手术，使用伏立康唑联合卡泊芬净治疗效果欠佳，最终死亡。

主要参考文献

[1] Pastor FJ, Guarro J. Alternaria infections: laboratory diagnosis and relevant clinical features [J]. Clin Microbiol Infect, 2008, 14（8）: 734-746.

[2] 冯中红，孙广宇. 链格孢属及相关属分类研究新进展 [J]. 菌物研究, 2020, 18（4）: 294-303.

[3] Lyskova P, Kubanek M, Hubka V, et al. Successful posaconazole therapy of disseminated alternariosis due to alternaria infectoria in a heart transplant recipient [J]. Mycopathologia, 2017, 182 (3－4): 297－303.

[4] Chowdhary A, Meis JF, Guarro J, et al. ESCMID and ECMM joint clinical guidelines for the diagnosis and management of systemic phaeohyphomycosis: diseases caused by black fungi [J]. Clin Microbiol Infect, 2014, 20 (Suppl 3): 47－75.

[5] Hipolito E, Faria E, Alves AF, et al. Alternaria infectoria brain abscess in a child with chronic granulomatous disease [J]. Eur J Clin Microbiol Infect Dis, 2009, 28 (4): 377－380.

[6] Dadwal SS, Thompson R, Jandial R, et al. Chronic leptomeningitis and spinal intradural mass secondary to alternaria infection in a patient with ventriculoperitoneal shunt [J]. Case Rep Infect Dis, 2016, 2016: 4693409.

[7] Guedri Y, Dammek N, Yaacoub A, et al. Alternaria alternata peritonitis in a patient undergoing continuous ambulatory peritoneal dialysis [J]. Saudi J Kidney Dis Transpl, 2017, 28 (6): 1440－1442.

(赵菲菲，王丽春)

八、暗色丝孢霉病

暗色丝孢霉病（Phaeohyphomycosis）是由暗色孢科真菌引起的皮肤、皮下组织及系统性感染，多见于热带，病原菌具有特征性的暗色假菌丝、菌丝样结构或链状孢子。暗色丝孢霉病虽然是一种少见的条件致病真菌感染，但其临床病情凶险，致死率高。

（一）分类学

本病的病原体是一组能产生黑色素的暗色孢科真菌，属于真菌界（Fungi）、半知菌门（Deuteromycota）、丝孢纲（Hyphomycetes）、丝孢目（Moniliales）。其中常见的暗色孢科真菌包括外瓶霉属（Exophiala）、瓶霉属（Phialophora）、离蠕孢属（Bipolaris）、茎点霉属（Phoma）、毛盘孢属（Colletotrichum）、弯孢属（Curvularia）、链格孢属（Alternaria）、凸脐孢属（Exserohilum）和单孢霉属（Phialemonium）等的真菌。

（二）常见生存环境和人体部位

暗色孢科真菌是一种外源性和条件致病真菌，在自然界中广泛分布（寄生于朽木、枯草等腐败植物及土壤中）。人体可能经皮肤破损处植入或吸入真菌孢子而感染。

（三）常见感染部位

暗色孢科真菌引起的感染多数是局部感染，如皮肤和软组织感染、角膜感染。也可以是系统性感染，多由皮肤或皮下组织型暗色丝孢霉病播散至淋巴结、肺、脑及胆囊等所致。也可无皮肤损害，初发即为淋巴或血行播散至中枢神经系统、肺部、鼻咽部、眼部、骨关节、心内膜、胸膜等导致感染。

暗色丝孢霉病依感染类型分为 5 类：浅表型暗色丝孢霉病（掌黑癣和黑色毛结节菌病）、暗色真菌性角膜炎、皮肤及皮下组织暗色丝孢霉病、甲暗色丝孢霉病、系统性暗色丝孢霉病。

（四）危险因素

皮肤和黏膜损伤是本病病原菌进入人体的主要途径，外伤是最常见的诱因，感染患者多为从事与土壤和腐烂植物接触且易受外伤的职业。此外暗色丝孢霉病好发于机体免疫功能低下人群，或罹患糖尿病、白血病及其他危重病或长期使用免疫抑制剂、糖皮质激素、广谱抗菌药物者及孕妇。CARD9 基因突变造成抗真菌免疫功能缺陷以及细胞免疫或体液免疫功能缺陷也是感染的高危因素。

（五）诊断

浅表、角膜和甲暗色丝孢霉病的诊断需要结合患者的临床表现、显微镜下发现棕色分隔菌丝或酵母样细胞以及暗色真菌的培养结果。

皮肤和系统性暗色丝孢霉病根据各器官受累的典型临床表现并结合组织病理学检查、真菌培养等可做出诊断。组织病理学检查可表现为囊肿或慢性肉芽肿改变，囊内、炎性细胞或多核细胞间可见暗棕色分隔菌丝或酵母样细胞。如果组织病理学检查未发现棕色分隔菌丝和孢子，需要 1 次以上无菌部位真菌培养为同一种暗色真菌才能明确诊断。

1. 直接镜检。

1）湿涂片：取脓肿或脓肿抽取物以及刮取物加 10％氢氧化钾溶液直接检查，可见棕色分隔或分枝的菌丝。

2）特殊染色：免疫荧光染色、HE 染色、PAS 可帮助观察真菌的特定结构，提高检出率。Fontana－Masson 染色可明确检测组织/抽吸标本中的黑色素。

2. 培养和鉴定。

1）普通培养基：将标本接种于沙氏琼脂培养基上，室温培养，可见到不同形态的棕黑色菌落。镜检有棕色的菌丝和孢子。

2）MALDI－TOF MS：适用于纯化菌落菌种的快速鉴定。

3. 分子生物学方法。

1）一代测序：如进行 ITS1＋ITS4 和 N1/N9＋ITS1/ITS4 ITS PCR 扩增测序进行菌种鉴定。

2）mNGS：非污染组织标本、血液、脑脊液、浆膜腔积液等进行 mNGS 检查，阳性者提示可能存在暗色丝孢霉感染。

4. 血清学检查：G 试验和 GM 试验在暗色丝孢霉病诊断中缺乏数据，因此诊断意义不明。

5. 组织病理学检查：暗色丝孢霉病组织病理学检查表现为囊肿或慢性肉芽肿改变，囊内、炎性细胞或多核细胞间可见暗棕色分隔菌丝或酵母样细胞。

（六）抗感染治疗

暗色丝孢霉病主要有 3 种治疗手段，手术治疗、系统性抗真菌治疗和辅助治疗。

1. 手术治疗：对于感染病灶界限清楚及局部淋巴组织引流通畅的非播散型感染，如局限性皮肤、皮下的损害以及角膜炎和鼻窦炎等，宜手术对病灶进行完整切除，避免再次植入菌体。

2. 系统性抗真菌治疗：用于系统性损害、手术无法完全切除的病例。但是引起本病的大多真菌对抗真菌药物不敏感，疗效欠佳，需要长期、大量服药。伏立康唑、泊沙康唑、伊曲康唑对这组真菌表现出最一致的体外活性。口服伊曲康唑被认为是首选药物。2014 年欧洲临床微生物学和传染病学会针对暗色丝孢霉病的治疗建议见表 6－5。表中未囊括的甲暗色丝孢霉病，根据我国报道的 2 例个案，治疗方案为口服伊曲康唑 200～400mg qd，疗程为 3～5 个月，其中一例联合外用特比萘芬软膏，均治愈。2021 年欧洲医学真菌学联合会、国际人畜真菌学学会和美国微生物学学会针对罕见霉菌感染的成人全身抗真菌治疗建议中对暗色丝孢霉病的治疗方案进行了总结，并将艾沙康唑纳入二线治疗方案，具体推荐见表 6-6。

表 6-5 欧洲临床微生物学和传染病学会针对暗色丝孢霉病的治疗建议
（2014 年）

临床分型	感染类型	治疗措施	备注	证据分级
系统型	肺部感染	全身用两性霉素 B 脂质体、伊曲康唑、伏立康唑或泊沙康唑	—	B
	孤立性肺结节（免疫功能正常患者）	外科手术	—	B
	脑脓肿	完全切除	—	A
		伏立康唑或泊沙康唑	—	C
		两性霉素 B	失败案例，体外结果	D
		联合治疗（伏立康唑或泊沙康唑加棘白菌素类加 5-氟胞嘧啶）	—	B
	骨关节感染	手术加伊曲康唑、伏立康唑、泊沙康唑或两性霉素 B 脂质体	—	B
	腹膜炎	外置导管拔除，联合系统性抗真菌治疗	—	A

临床分型	感染类型	治疗措施	备注	证据分级
系统型	播散性感染	两性霉素B脂质体、伊曲康唑、伏立康唑或泊沙康唑	—	C
		伏立康唑或泊沙康唑联合特比萘芬联合集落刺激因子/白细胞输注	—	B
	过敏性鼻窦炎	手术加全身类固醇类药物	—	A
		加用伊曲康唑，减少类固醇类药物的使用	—	C
		复杂性过敏性鼻窦炎可加用伊曲康唑或伏立康唑减少症状	—	B
	侵袭性鼻窦炎	两性霉素B脂质体2周联合伏立康唑3个月	—	C

注：A级，强烈支持推荐使用；B级，中度支持推荐使用；C级，略微支持推荐使用；D级，不推荐使用。

表6-6 欧洲医学真菌学联合会、国际人畜真菌学学会和美国微生物学学会针对罕见霉菌感染的成人全身抗真菌治疗建议（2021年）

感染类型	一线方案	一线替代方案	二线方案	应该避免的方案	挽救性治疗方案
局部感染	伏立康唑[b]	两性霉素B脂质体＋/一棘白菌素类，或三唑类[b]	艾沙康唑[c]	两性霉素B[d]	艾沙康唑、泊沙康唑、或伏立康唑[b]
皮肤或皮下感染	伊曲康唑或伏立康唑[a]	两性霉素B脂质体＋/一棘白菌素类，或三唑类[b]	艾沙康唑[c]	两性霉素B[d]	艾沙康唑、泊沙康唑、或伏立康唑[b]
播散性感染	泊沙康唑，或者伏立康唑加棘白菌素类，或者伏立康唑加特比萘芬[b]	两性霉素B脂质体＋/一棘白菌素类，或三唑类[b]	艾沙康唑[c]	两性霉素B[d]	艾沙康唑、泊沙康唑、或伏立康唑[b]
嘴突脐孢种真菌感染（*Exserohilum rostratum*）	伏立康唑＋/一两性霉素B脂质体[b]	—	两性霉素B脂质体＋非伏立康唑外的三唑类[c]	两性霉素B[d]	—

注：[a]，A级证据，强烈支持推荐使用；[b]，B级证据，中度支持推荐使用；[c]，C级证据，略微支持推荐使用；[d]，D级证据，不推荐使用。

3. 辅助治疗：主要包括局部抗真菌治疗和局部物理治疗。掌黑藓患者外用局部抗真菌制剂和角质剥脱剂有较好的临床效果。局部物理治疗包括光动力治疗、热疗、激光、红外线照射等，仅作为辅助治疗。其他辅助治疗还包括免疫治疗、抗角化治疗等。

（七）预防

总的预防原则为减少感染机会，并增强宿主的防御机制。主要预防措施包括：从事与土壤和腐烂植物接触的职业人群做好防护，避免受外伤；基础免疫功能低下患者积极处理原发疾病，增强机体免疫力。

主要参考文献

［1］ He Y，Zheng HL，Mei H，et al. Phaeohyphomycosis in China ［J］. Front Cell Infect Microbiol，2022，12：895329.

［2］ 贺赟，郑海林，李筱芳，等. 中国大陆地区暗色丝孢霉病（1987—2017年）回顾性分析 ［J］. 中国真菌学杂志，2018，13（5）：272-276.

［3］ Chowdhary A，Meis JF，Guarro J，et al. ESCMID and ECMM joint clinical guidelines for the diagnosis and management of systemic phaeohyphomycosis：diseases caused by black fungi ［J］. Clin Microbiol Infect，2014，20（Suppl 3）：47-75.

［4］ Hoenigl M，Salmanton-García J，Walsh TJ，et al. Global guideline for the diagnosis and management of rare mould infections：an initiative of the European Confederation of Medical Mycology in cooperation with the International Society for Human and Animal Mycology and the American Society for Microbiology ［J］. Lancet Infect Dis，2021，219（8）：e246-e257.

（房晴晴，王丽春）

第七章　双相真菌

一、马尔尼菲篮状菌病

马尔尼菲篮状菌病（Talaromycosis）是由马尔尼菲篮状菌〔*Talaromyces marneffei*，旧称马尔尼菲青霉菌（*Penicillium marneffei*）〕引起的侵袭性真菌病，多导致 HIV/AIDS 患者或其他免疫功能缺陷者的机会性感染，偶尔也可导致暴露于此菌的旅行者发病。

（一）分类

马尔尼菲篮状菌属于真菌界（Fungi）、子囊菌门（Ascomycota）、散囊菌纲（Eurotiomycetes）、散囊菌目（Eurotiales）、发菌科（Trichocomaceae）、篮状菌属（*Talaromyces*）。

（二）常见生存环境和疾病流行情况

马尔尼菲篮状菌存在于竹鼠所生存的土壤中，人、竹鼠，甚至狗被感染可能均源于此。中国南方、泰国中部和北部以及印度的一些竹鼠物种，如中国竹鼠、银星竹鼠、大竹鼠和小竹鼠，是马尔尼菲篮状菌的自然宿主。

马尔尼菲篮状菌是严重的深部致病真菌，是篮状菌属中唯一的温度依赖性双相真菌。在 25℃时呈菌丝相（传播相），双轮生，少部分单轮生；而在 37℃培养时呈酵母相，酵母相为主要的致病相。

（三）常见感染部位和临床表现

马尔尼菲篮状菌病根据发病部位和特征，分为局限型和播散型。局限型：该病局限于病原体入侵部位，只引起个别器官发病，临床表现以原发部位症状为主，如局部皮下结节、皮下脓肿等。而 HIV/AIDS 合并马尔尼菲篮状菌病多表现为播散型，典型临床症状包括发热、皮疹、体重减轻和肝、脾、淋巴结肿大等，既可累及皮肤及黏膜，也可累及呼吸系统、消化系统，以及淋巴系统。

马尔尼菲篮状菌病患者的皮疹可呈多形性，表现为水肿性脐凹样丘疹或丘脓疱疹，伴中央坏死，其中以类似于传染性软疣的脐凹样皮疹最为常见，常累及面、耳、四肢，偶可累及生殖器。马尔尼菲篮状菌病的肺部表现可为斑片浸润性病灶或局限性肺实变、结节和弥漫性粟粒样影等，常见于 CD4＋T 淋巴细胞＜100 个/μL 的 HIV/AIDS 患者，仅从影像学上和肺结核多难以鉴别，需依赖特殊染色和（或）培养来识别。马尔尼菲篮状菌病累及淋巴结常导致浅表淋巴结、肺门或纵隔淋巴结或腹腔淋巴结肿大等，肿大淋巴结直径为 1.0～2.0cm，多为均匀强化，在累及腹腔淋巴结时，相较于腹腔结核多累及血管旁以及腹膜后淋巴结，马尔尼菲篮状菌病则倾向于累及肠系膜淋巴结。

（四）危险因素

细胞免疫功能缺陷是马尔尼菲篮状菌感染的高危因素，可能在新近感染后 1～3 周发病或潜伏感染多年后再活化发病。HIV/AIDS 患者免疫功能缺陷，CD4＋T 淋巴细胞减少或缺失，吞噬了真菌的巨噬细胞无法活化杀菌（免疫逃逸），导致巨噬细胞大量增生，细胞内的真菌大量繁殖，含菌的巨噬细胞经淋巴和血液循环造成全身播散性感染，此时全身网状内皮系统出现明显的巨噬细胞增生反应，表现为肝、脾、淋巴结肿大，器官组织内发生灶性坏死。HIV/AIDS 患者的 CD4＋T 淋巴细胞计数不同，合并深部真菌感染的感染率不同：当 CD4＋T 淋巴细胞≥200 个/μL 时，合并深部真菌感染率为 25.9%，马尔尼菲篮状菌感染率＜2%；当 CD4＋T 淋巴细胞＜200 个/μL 时，合并深部真菌感染率为 45.2%，其中马尔尼菲篮状菌感染率为 20%；当 CD4＋T 淋巴细胞＜50 个/μL 时，马尔尼菲篮状菌感染率可达 35%。值得注意的是，近年来，非 HIV/AIDS 患者罹患这种疾病的风险在增加，主要易感人群为存在抗 IFN－γ 自身抗体阳性等细胞免疫功能缺陷人群，抑制 STAT1 磷酸化与 IL－12 产生，导致严重 Th1 免疫功能缺陷，以单发性或多发性脓肿、急性发热性嗜中性皮肤病、溶骨性病变常见，真菌培养不容易获得阳性结果。

（五）诊断与鉴别诊断

若患者居住于或来自东南亚国家、澳大利亚北部、南亚以及我国南方地区，尤其是广西，出现发热、体重减轻、干咳、皮损、肝脾大和（或）全身淋巴结肿大，特别是合并免疫功能缺陷疾病，应考虑马尔尼菲篮状菌病诊断的可能。马尔尼菲篮状菌病通常发生于免疫功能重度受损的患者，如 HIV/AIDS、自身免疫性疾病、癌症、糖尿病的患者。

对来自血液、皮肤活检、骨髓或淋巴结标本的真菌进行培养通常可以确诊。但是由于马尔尼菲篮状菌病患者需要尽早接受治疗，可先通过真菌菌血症患者的活检材料或血液涂片发现该真菌的特征形态表现来做出推定诊断。

1. 镜检与培养：马尔尼菲篮状菌易从临床各种标本中分离出来。骨髓和淋巴结活检材料的培养是最灵敏的诊断方法，其次是皮损刮取物和血液（包括常规血液培养系统）的培养，再次是痰液、脑脊液、胸水、腹水、关节液、粪便、尿液的培养。培养通常需要 4～7 天，有时甚至需要几周。在 25℃于沙保弱葡萄糖琼脂平板上，马尔尼菲篮状菌呈绿色扁平表层和深红色底层的独特菌落特征。显微镜下具有篮状菌属典型的丝状繁殖结构，将该真菌移种在脑心浸液肉汤琼脂上，37℃孵育可呈酵母相。外观呈椭圆形或细长形酵母样，具有边界清晰的中央隔膜。位于中央的横隔是鉴别马尔尼菲篮状菌与荚膜组织胞浆菌的关键点。其他确定方法包括 PCR 核酸检测和 MALDI-TOF MS。需要注意的是，在实验室中接触马尔尼菲篮状菌可导致实验室工作人员感染，需采取适当的生物防护措施。

2. 组织病理学检查：血液或骨髓、皮肤印片或淋巴结活检，以及 BALF 均可行染色病理学检查。直接观察组织中该菌的形态可做推断性诊断。瑞氏染色标本呈现出细胞内和细胞外嗜碱性、球形、椭圆形、类椭圆形酵母样微生物，一些细胞还具有界限明确的典型中央横隔。通过六胺银染色或 PAS 可以看到马尔尼菲篮状菌在巨噬细胞或组织细胞内呈单细胞圆形至卵圆形，还可能看到有 1～2 个隔膜的胞外延长状细胞或腊肠状细胞。免疫组化方法可以进一步鉴定。

马尔尼菲篮状菌病的皮肤损害的组织病理学改变主要有肉芽肿性病变和坏死性病变，在肉芽肿性病变的基础上可出现化脓性病变。HIV/AIDS 患者由于免疫功能低下，免疫细胞无法大量聚集形成肉芽肿，马尔尼菲篮状菌在组织中大量增殖，破坏表皮和真皮结缔组织，可导致组织坏死性病变，故水肿性丘疹中央见坏死性黑痂或出血，呈脐凹样。

肝组织活检表现分为3类：弥漫型、肉芽肿型和混合型。弥漫型表现为含有大量马尔尼菲篮状菌的泡沫巨噬细胞弥漫性浸润。肉芽肿型表现为多发肉芽肿，伴有不同程度的炎性细胞浸润。混合型表现为前两种类别之间的特征。

3. 抗原抗体检测：因为血清学诊断准确性的数据有限而且能用到的商用试剂有限，所以血清学检查未广泛使用。正在研究的检测方法包括间接荧光抗体试验、ELISA 和免疫印迹法。尚不清楚血清学检查能否识别可能获益于抢先治疗的无症状患者。抗原检测（免疫扩散法、乳胶凝集试验或 ELISA）不常规用于诊断马尔尼菲篮状菌病。GM 试验主要用于检测曲霉病，可与马尔尼菲篮状菌病发生交叉反应。但马尔尼菲篮状菌病患者的滴度低于曲霉病患者，因此不可依赖该试验进行诊断。Mp1P ELISA 等新抗原检测，可检测血浆和尿液中的抗原，一份报告显示其较血液培养的灵敏度更高，还可缩短诊断时间。

4. 分子诊断：目前我国在临床上还没有广泛使用全血或血浆标本的 qPCR 技术来快速诊断马尔尼菲篮状菌病。对皮肤活检标本也可以使用含有此真菌特异性序列作为引物的 PCR 检测。

5. 鉴别诊断：马尔尼菲篮状菌病需与传染性软疣以及皮肤隐球菌病等鉴别。马尔尼菲篮状菌病累及肺部时，临床表现无特异性，胸部影像学表现复杂多变，易误诊为其他肺部感染，需与肺结核和肺组织胞浆菌病等相鉴别。马尔尼菲篮状菌病累及胃肠道时，消化道内镜下多呈浅表性溃疡，病变累及肠系膜淋巴结时可合并肠系膜淋巴结炎，需与肠道播散型荚膜组织胞浆菌病和肠结核等相鉴别。

（六）抗感染治疗

1. 抗真菌治疗。

1）首选方案：不论病情轻重，均建议采用两性霉素 B 诱导治疗＋伊曲康唑巩固治疗的序贯疗法。不建议将伊曲康唑用于诱导治疗。推荐用法：两性霉素 B［0.5～0.7mg/（kg·d）静脉滴注 2 周〕诱导治疗，续以伊曲康唑（200mg，口服，每天 2 次）巩固治疗，持续 10 周后进入二级预防（伊曲康唑 200mg，口服，每天 2 次，维持治疗）。

2）替代方案：如患者诱导治疗无法耐受两性霉素 B，可选择伏立康唑。诱导治疗 2 周后进入巩固治疗。巩固治疗期伏立康唑 200mg，口服，每天 2 次；或伊曲康唑 200mg，口服，每天 2 次。巩固治疗 10 周后开始二级预防。

3）其他治疗方案：若马尔尼菲篮状菌病累及神经系统，建议诱导治疗使用两性霉素 B 脂质体 5mg/(kg·d)。同时建议延长诱导治疗时间至 4～6 周。不推荐鞘内给药。马尔尼菲篮状菌眼病的临床文献较少，静脉使用两性霉素 B 的治疗效果存在争议。有个案报道显示，经两性霉素 B（0.05mg/mL）眼前房注射，眼部临床症状可明显改善。马尔尼菲篮状菌累及骨骼系统的治疗取决于感染的严重程度、治疗效果以及患者的免疫状态。对其治疗时长和溶骨性病变的预防尚无明确建议，但短期抗真菌治疗的患者更易复发。对于顽固性或难治性骨病，如病理性骨折和化脓性骨髓炎，应进行手术和外固定。

2. ART。

1）ART 时机与方案：对马尔尼菲篮状菌病患者 ART 最佳启动时机目前暂未有相关研究。现有研究的中位 ART 启动时间为 3 周（1～5 周）。已有少量病例报道马尔尼菲篮状菌病相关免疫重建综合征（IRIS），但尚无证据表明 IRIS 与 ART 启动相关，且在两性霉素与伊曲康唑疗效对比的研究中，仅在伊曲康唑组发生了 IRIS，该研究认为两性霉素 B 有效抗真菌治疗 1 周启动 ART 较为安全。ART 方案应结合治疗史、合并症及药物相互作用等因素进行个体化选择。

2）ART 药物与抗真菌药物的相互作用：伊曲康唑和伏立康唑通过 CYP3A4 途径代谢，与蛋白酶抑制剂（PIs）、非核苷类逆转录酶抑制剂（NNRTIs）等抗逆转录病毒药物有相互作用，因此唑类抗真菌药物与抗逆转录病毒药物联合应用时应注意药物剂量的调整。如依非韦伦与伏立康唑合用时，伏立康唑维持剂量应增加到 400mg 每天 2 次，而依非韦伦应降低 50%。停用伏立康唑后，依非韦伦应恢复到正常剂量。与伊曲康唑合用时，依非韦伦药代动力学不受影响，但伊曲康唑有效生物利用度下降，目前尚无两药联用的推荐剂量。洛匹那韦/利托那韦与伊曲康唑联用时，伊曲康唑血药浓度可能会增加，因此不建议洛匹那韦/利托那韦与超过 200mg/d 的伊曲康唑合用。洛匹那韦/利托那韦与伏立康唑联用时，后者血药浓度可能降低。

（七）预防

预防马尔尼菲篮状菌病最有效的方法是改善感染者的免疫系统和（或）治疗其他免疫功能受损疾病。对于来自流行地区的某些 HIV/AIDS 患者，免疫功能恢复至一定程度（如 CD4 细胞≥100 个/μL）前需要使用抗真菌治疗（一级预防）。其他人则应避免前往这些流行地区。

1. 一级预防：我们建议对下述不在妊娠期且 CD4 细胞计数<100 个/μL 的 HIV/AIDS 患者进行一级预防。

1）无法接受抗 HIV 治疗或抗 HIV 治疗失败且无法获得有效 ART，以及前往或居住在高度流行地区的患者。

2）对居住在流行地区的患者，使用伊曲康唑，每次口服 200mg，每天 1 次的预防治疗。首选吸收效果更好的伊曲康唑口服溶液。替代方案为伏立康唑，每次口服 400mg，每周 1 次。

3）对于将要前往流行地区者，可在出行前 3 天开始使用伊曲康唑，持续至离开流行地区后 1 周。如果使用伏立康唑，则从出行前 3 天开始持续至离开流行地区，每周 1 次，离开流行地区后使用最后 1 次。

4）妊娠患者通常不需要一级预防，因为唑类有致畸风险，且这类患者应尽一切努力开始 ART。

对于正在接受 ART 的患者，当其 CD4 细胞计数≥100 个/μL 至少维持 6 个月时，可中止一级预防。

2. 二级预防：首选方案，口服伊曲康唑 200mg/d。既往研究表明，在抗真菌治疗后，未经 ART 的患者有半数以上出现马尔尼菲篮状菌病复发，而经过口服伊曲康唑二级预防的患者复发率降至 0。目前尚无随机对照试验（RCT）研究证明停止二级预防的安全性，但回顾性队列研究显示 CD4＋T 淋巴细胞计数>100 个/μL 的患者在停止伊曲康唑二级预防后无复发。因此，建议所有完成抗马尔尼菲篮状菌治疗的患者继续进行二级预防。已启动 ART 的 HIV/AIDS 患者，且 CD4＋T 淋巴细胞计数＞100 个/μL 至少维持 6 个月后，可停止二级预防。当患者 CD4＋T 淋巴细胞计数＜100 个/μL 时，应再次启动二级预防。

主要参考文献

[1] Le T, Kinh NV, Cuc NTK, et al. A trial of itraconazole or amphotericin B for HIV－associated talaromycosis [J]. N Engl J Med, 2017, 376 (24)：2329－2340.

[2] Yu Q, Wei M, Xiao R, et al. Clinical characteristics, course, and long－term outcomes in patients with *Talaromyces marneffei* infection： a 10－year retrospective cohort study [J]. Infect Dis Ther, 2023, 12： 1283－1297.

[3] Jonathan K, Trieu LV, Cliburn C, et al. Prognosis and treatment effects of HIV－associated talaromycosis in a real－world patient cohort [J]. Medi Mycol, 2021, 59 (4)：392－399.

[4] Susanna L, Chi－Ching T, Patrick W. Talaromyces marneffei genomic, transcriptomic, proteomic and metabolomic studies reveal mechanisms for environmental adaptations and virulence [J]. Toxins, 2017, 9 (6)：192.

[5] "十三五" 国家科技重大专项艾滋病机会性感染课题组. 艾滋病合并马尔尼菲篮状菌病临床诊疗的专家共识 [J]. 西南大学学报（自然科学版），2020, 42 (7)：15.

[6] Thompson G, Le T, Chindamporn A, et al. Global guideline for the diagnosis and management of the endemic mycoses：an initiative of the European Confederation of Medical Mycology in cooperation with the International Society for Human and Animal Mycology [J]. Lancet Infec Dis, 2021, 21 (12)：e364－e374.

[7] 中华医学会感染病学分会艾滋病丙型肝炎学组，中国疾病预防控制中心. 中国艾滋病诊疗指南（2021 年版）[J]. 中国艾滋病性病，2021, 27 (11)：20.

[8] Jiang J, Meng S, Huang S, et al. Effects of *Talaromyces marneffei* infection on mortality of HIV/AIDS patients in southern China：a retrospective cohort study [J]. Clin Microbiol Infect, 2019, 25 (2)： 233－241.

[9] Sati H，Alastruey-Izquierdo A，Perfect J，et al. HIV and fungal priority pathogens [J]. Lancet HIV，2023，10 (11)：e750-e754.

[10] Yu Y，Lu S，Yao L. *Talaromyces Marneffei* infection in a HIV-infected patient [J]. Am J Med Sci，2021，362 (4)：e39-e40.

[11] Chaiwarith R，Charoenyos N，Sirisanthana T，et al. Discontinuation of secondary prophylaxis against *penicilliosis marneffei* in AIDS patients after HAART [J]. AIDS，2007，21 (3)：365-367.

（王铭，陈立宇）

二、组织胞浆菌病

组织胞浆菌病（Histoplasmosis）是由组织胞浆菌属（*Histoplasma*）引起的感染性疾病。本章节仅介绍荚膜组织胞浆菌引起的感染。

（一）分类

组织胞浆菌属（*Histoplasma*）属于真菌界（Fungi）、子囊菌门（Ascomycota）、子囊菌亚门（Pezizomycotina）、散囊菌纲（Eurotimycetes）、爪甲团囊菌目（Onygenales）、阿耶洛双态菌科（Ajellomycetaceae）。一直以来，分类学认为组织胞浆菌属仅有一个种，即荚膜组织胞浆菌，其包括 3 个变种：荚膜组织胞浆菌荚膜变种（*H. capsulatum* var. *capsulatum*）、荚膜组织胞浆菌杜波变种（*H. capsulatum* var. *duboisii*）以及荚膜组织胞浆菌鼻疽变种（*H. capsulatum* var. *farciminosum*）。其中，荚膜变种分布最广，在各大洲均有发现；杜波变种有明显的地区流行性，是非洲地区组织胞浆菌病的主要病原菌；鼻疽变种主要引起马和狗的感染。

2017 年，Sepúlveda 等基于基因组差异和遗传多样性，对感染人类的组织胞浆菌属（样本来源：美洲和非洲地区）进行了重新分类，提出了 5 个主要谱系（Clades）：*H. mississippiense*（NAm 1，主要分布在北美洲密西西比河流域）、*H. ohiense*（NAm 2，主要分布在北美洲俄亥俄河流域）、*H. suramericanum*（LAm A，主要分布在南美洲）、*H. capsulatum sensu stricto*（Panama，主要分布在中美洲和南美洲）、*H. capsulatum* var. *duboisii*（Africa，主要分布在非洲）。在新的分类系统中，传统的荚膜组织胞浆菌荚膜变种（美洲组织胞浆菌菌群）实际上至少由 4 个种组成；杜波变种属于 Africa 分支，可能是独立于荚膜组织胞浆菌的物种，但需要更多的数据支持。

尽管有了新的分类系统，但是荚膜变种的名称已为大家所熟悉，因此本手册将继续使用，下文以荚膜组织胞浆菌代替。

（二）常见生存环境和疾病流行情况

荚膜组织胞浆菌适宜在温暖潮湿的地区生存，通常存在于土壤或植物腐败物中，尤其是家禽、鸟类或蝙蝠排泄物中。基于上述自然栖息地性质，农村、森林、洞穴等地是组织胞浆菌病感染的高发区域。一些特定职业者，如矿工、农民、地理学家、建筑工人，或是野营者、洞穴探险者和鸟类爱好者等更易感染。该病主要流行于美洲地区，在中国南方地区有散发病例报道。

（三）常见感染部位及临床表现

组织胞浆菌病主要由吸入荚膜组织胞浆菌孢子引起，正常人吸入该菌后会引起一过性的肺部感染，但在易感个体中可引起肺部感染或播散性感染。肺及网状内皮系统（肝、脾、淋巴结等）为该菌的主要靶器官，少数情况下侵犯中枢神经系统、心包、心内膜、皮肤黏膜及关节。可累及免疫功能正常的宿主，在免疫受损人群中更易发生播散性感染。

1. 肺型：多数有症状的急性肺型患者表现为流感性感冒样症状，1～3 周内自愈，常被误诊为流感或社区获得性肺炎。也可表现为关节痛，伴多形红斑、结节性红斑等，多数无明显物理体征，胸部影像学检查可见斑片样阴影、钙化以及肺门淋巴结肿大。慢性肺型患者的主要特征是肺部空洞。90%的空洞病灶位于肺上叶。此病常见于伴有慢性阻塞性肺疾病的中年男性。该病需与肺结核及肺癌相鉴别。

2. 播散型组织胞浆菌病：多见于免疫抑制患者和幼儿，该病临床表现变化较大，急性播散型如不治疗，数周内可致命。也可表现为慢性、无痛，侵犯多个部位。皮肤损害不常见，常累及肾上腺。

3. 杜波变种引起的组织胞浆菌病：该类型主要在非洲存在，主要累及皮肤、皮下组织和骨骼。其皮损表现为触痛结节、冷脓肿。50％的患者表现为骨损害。由该菌引起的播散性感染可累及肝、脾、肾、肺等，其临床表现与荚膜变种类似。

（四）危险因素

任何年龄均可发病，相对多见于青壮年男性及野外活动者。环境危险因素包括曾到过流行区或接触过流行区的污染物品等。免疫正常者吸入少量孢子后无症状，吸入大量孢子后出现急性感染或严重感染。慢性阻塞性肺疾病患者可出现慢性感染。免疫受损人群或幼儿可出现播散性感染。由 IFNGR1 或 STAT1 基因突变引起的干扰素 γ 应答受损的个体，易发生严重的播散性感染。

（五）诊断与鉴别诊断

从病理活检发现形态符合组织胞浆菌的病原菌或组织、体液中培养分离到组织胞浆菌均可明确诊断该病。但病理诊断需要与其他病原菌，如马尔尼菲篮状菌、杜氏利曼原虫相鉴别。

1. 镜检与培养：患者血液、骨髓和活检的受累组织均可作为培养标本。由于血培养阳性率低，建议尽可能使用组织培养。沙氏培养基、脑心浸液肉汤培养基（Brain-heart Infusion Broth，BHI）室温培养时呈菌丝相，可见白色绒毛丝状菌。镜检可见：大分生孢子壁厚，表面有棘突，如齿轮状，直径 $8\sim15\mu m$；圆形小分生孢子壁光滑，直径 $2\sim4\mu m$。37℃培养为酵母相，可见直径 $3\sim4mm$ 的圆形、隆起、光滑、棕黄色菌落。镜检可见直径 $2\sim4\mu m$、小卵圆形芽生酵母细胞。杜波变种的培养条件与荚膜变种相同，菌丝形态不易区分，但酵母相，杜波变种的孢子可达 $12\sim15\mu m$，壁厚。真菌 ITS 区序列扩增比对和 MALDI-TOF MS 可用于组织胞浆菌属纯菌分离株的鉴定，变种的鉴定依赖以特异性序列为引物的 PCR 产物比对。

2. 组织病理学检查：病灶组织巨噬细胞内或游离组织中可见酵母细胞或芽生细胞。病理切片 PAS、GMS 染色和瑞氏-吉姆萨染色可发现组织胞浆菌。瑞氏-吉姆萨染色阳性可见巨噬细胞内外存在大量圆形或卵形小体，菌体外有一层类似"荚膜"的透亮晕（该菌并无荚膜，为标本固定处理所致），$2\sim4\mu m$。PAS 观察不到"荚膜"，可见外围包围一层红染的细胞壁。杜波变种引起的感染病灶组织中很少见到巨噬细胞吞噬的酵母样细胞，可见大量中性粒细胞浸润。

3. 抗原检测：以组织胞浆菌多糖抗原为靶点，患者尿液、血清、脑脊液或 BALF 均可作为检测标本。尿抗原检测灵敏度高于血清。但国内尚无商品化的诊断试剂盒。抗原检测可作为急性肺型组织胞浆菌病的早期诊断和预后评价指标。血清 G 试验可作为该病辅助检查之一，但阳性结果与曲霉、念珠菌、青霉菌等其他真菌存在交叉的可能，阳性结果需用组织胞浆菌特异性实验验证。

4. 分子生物学方法：以此真菌特异性序列作为引物对标本直接进行靶向 PCR 检测可进行快速诊断。当其他手段不能明确诊断时，非靶向核酸检测技术如 mNGS 可用于辅助检查。

5. 鉴别诊断：本病临床表现和组织病理学表现均与马尔尼菲篮状菌病类似，且流行区域有重叠，需进行鉴别，真菌病原学检查结果可明确诊断。肺型组织胞浆菌病主要与肺结核以及其他真菌引起的感染相鉴别。播散型组织胞浆菌病所致的肝脾大、全身淋巴结肿大、贫血等应与内脏利什曼病（黑热病）、淋巴瘤、传染性单核细胞增多症、布鲁菌病等相鉴别。

（六）治疗

有症状或播散型组织胞浆菌病患者需要系统抗真菌治疗，推荐两性霉素 B 和伊曲康唑用于该病的诱导治疗和巩固治疗。对于免疫功能缺陷者，如进展期 HIV 感染，在播散性感染或中枢感染时，需要进行伊曲康唑的维持治疗（200mg 每天 1 次至免疫功能缺陷改善）。不推荐棘白菌素类用于该病的治疗。不常规推荐伏立康唑用于该病的治疗，仅用于补救治疗。泊沙康唑仅有个例成功报道，尚缺乏临床试验数据。在使用 $TNF-\alpha$ 拮抗剂时出现该病的患者在抗真菌治疗时需要停用 $TNF-\alpha$ 拮抗剂的情况。合并心包炎的患者可给予非甾体抗炎药治疗。经药物治疗病灶改善不明显者，需请外科评估手术指征。

组织胞浆菌病的治疗见表 7-1。

表 7-1　组织胞浆菌病的治疗

人群	诱导治疗	巩固治疗	随访建议	换药依据
轻度至中度急性肺型组织胞浆菌病	无	伊曲康唑200mg tid 3天，随后200mg qd 或 bid，6～12周	肝肾功能检测：第1、2、4周，每月；血药浓度检测：治疗2周后测定，以确保充分吸收；抗原水平检测（有条件检测者）：治疗前，2周、1个月、每3个月，治疗结束后12个月	伊曲康唑治疗失败时
中度至重度急性肺型组织胞浆菌病	两性霉素B脂质体 3～5 mg/kg 或两性霉素B脱氧胆酸盐 0.7～1.0 mg/kg qd，持续1～2周	伊曲康唑200mg tid 3天，随后200mg bid，持续12周	肝肾功能检测：第1、2、4周，每月；伊曲康唑血药浓度检测：治疗2周后测定，以确保充分吸收；抗原水平检测（有条件检测者）：治疗前，2周、1个月、每3个月，治疗结束后12个月	两性霉素B治疗期间出现肾功能损害时，考虑换用伊曲康唑以防止进一步的肾损害；两性霉素B或伊曲康唑治疗失败时
慢性肺型组织胞浆菌病	无	伊曲康唑200mg tid 3天，随后200mg qd 或 bid，持续12～24个月	肝肾功能检测：第1、2、4周，每月；血药浓度检测：治疗2周后测定，以确保充分吸收；每4～6个月进行影像学检查	伊曲康唑治疗失败时
播散型组织胞浆菌病	两性霉素B脂质体 3mg/kg 或两性霉素B脱氧胆酸盐 0.7～1.0 mg/kg qd，持续1～2周	伊曲康唑200mg tid 3天，随后200mg bid，持续至少12个月	肝肾功能检测：第1、2、4周，每月；血药浓度检测：治疗2周后测定，以确保充分吸收；抗原水平检测（有条件检测者）：治疗前，2周、1个月、每3个月，治疗结束后12个月	两性霉素B或伊曲康唑不耐受；严重药物相互作用；治疗失败

人群	诱导治疗	巩固治疗	随访建议	换药依据
中枢神经系统组织胞浆菌病	两性霉素B脂质体 5mg/kg qd, 持续4～6周	伊曲康唑 200mg bid, 持续至少12个月	肝肾功能检测：第1、2、4周，每月；血药浓度检测：治疗2周后测定，以确保充分吸收；抗原水平检测：治疗前、2周、1个月、每3个月，治疗结束后12个月	两性霉素B或伊曲康唑不耐受；严重药物相互作用；治疗失败

注：tid，每天3次，通常指每8小时服药一次。qd，每天1次，每天固定时间服药1次。Bid，每天2次，通常指每12小时服药一次。

（七）预防

1. 药物预防建议。

1）对于HIV/AIDS患者：对于在特定流行区域内CD4细胞计数<150个/μL且组织胞浆菌病发病率>10例/100人感染者，推荐使用伊曲康唑200mg/d进行预防（推荐等级：强）。

2）对于其他免疫抑制患者：在特定情况下，其他免疫抑制患者也可以考虑使用伊曲康唑200mg/d进行预防（推荐等级：弱）。

2. 非药物预防建议。

1）暴露于组织胞浆菌高发区域，如洞穴、建筑工地、鸟类栖息地等的人员，应佩戴口罩，做好呼吸道防护工作。

2）免疫抑制患者应避免前往已知高风险区域。

3）加强组织胞浆菌病的监测和报告，及时发现并控制疫情；通过公共卫生宣传，提高公众对组织胞浆菌病的认识和预防意识。

主要参考文献

[1] Sepúlveda VE, Márquez R, Turissini DA, et al. Genome sequences reveal cryptic speciation in the human pathogen Histoplasma capsulatum [J]. MBio, 2017, 8 (6): e01339-17.

[2] Thompson GR, Thuy L, Ariya C, et al. Global guideline for the diagnosis and management of the endemic mycoses: an initiative of the European Confederation of Medical Mycology in cooperation with the

International Society for Human and Animal Mycology [J]. Lancet Infect Dis，2021，21：e364－e374.

[3] Azar MM，Hage CA. Laboratory diagnostics for histoplasmosis [J]. J Clin Microbiol，2017，55：1612－1620.

[4] De Pauw B，Walsh TJ，Donnelly JP，et al. Revised definitions of invasive fungal disease from the European Organization for Research and Treatment of Cancer/Invasive Fungal Infections Cooperative Group and the National Institute of Allergy and Infectious Diseases Mycoses Study Group（EORTC/MSG）Consensus Group [J]. Clin Infect Dis，2008，46：1813－1821.

[5] Kauffman CA. Histoplasmosis：a clinical and laboratory update [J]. Clin Microbiol Rev，2007，20：115－132.

[6] Deepe GS Jr. Outbreaks of histoplasmosis：The spores set sail [J]. PLoS Pathog，2018，14：e1007213.

[7] Wheat LJ，Freifeld AG，Kleiman MB，et al. Clinical practice guidelines for the management of patients with histoplasmosis：2007 update by the Infectious Diseases Society of America [J]. Clin Infect Dis，2007，45：807－825.

（刘馨遥，陈立宇）

三、伊蒙菌病

伊蒙菌（*Emergomyces*）属于新型双相真菌，其导致的伊蒙菌病（Emergomycosis）为侵袭性真菌病，为机会性感染，发生于免疫功能低下人群，常累及多系统组织，死亡率高。

（一）分类

伊蒙菌（*Emergomyces*）属于真菌界（Fungi）、子囊菌门（Ascomycota）、散囊菌纲（Eurotiomycetes）、爪甲团囊菌目（Onygenales）、阿耶洛双态菌科（Ajellomycetaceae）。

伊蒙菌属包括 5 个菌种，分别为巴斯德伊蒙菌（*Es. pasteurianus*）、加拿大伊蒙菌（*Es. canadensis*）、东方伊蒙菌（*Es. orientalis*）、欧洲伊蒙菌（*Es. europaeus*）和非洲伊蒙菌（*Es. africanus*），均可引起全身播散性真菌病。有学者建议将 *Emmonsia crescens* 和 *Emmonsia soli* 也归入伊蒙菌属，但尚未得到最终确认。前者可导致肺部不育大孢子菌病，目前未发现可导致全身播散性疾病；后者目前尚无人类致病的报道。

（二）常见生存环境和疾病流行情况

伊蒙菌在非洲、北美、欧洲、亚洲都有分布。*Es. pasteurianus* 分布最广，主要分布于非洲、欧洲、亚洲。*Es. africanus* 只分布于非洲南部。*Es. canadensis* 分布于北美的中西部。*Es. europaeus* 分布于欧洲。*Es. orientalis* 分布于亚洲。伊蒙菌存在于土壤、空气中。有研究报道通过 PCR 技术分别在南非西开普省的土壤样本和开普敦的空气孢子捕集器中检测到 *Es. africanus* DNA，提示可能通过吸入感染伊蒙菌。但目前没有从环境中分离培养到伊蒙菌的报道。

（三）常见感染部位及临床表现

伊蒙菌病是累及多器官的系统性疾病，目前已有皮肤、肺、胃肠道、肝、脾、骨髓、淋巴结和宫颈感染的报道。骨关节累及罕见。目前没有中枢神经系统受累的报道。

约 96％的伊蒙菌患者有皮肤病变。病灶形态不同，随着时间推移，在同一患者或同一病灶中往往也有变化。病灶可表现为伞状丘疹、结节、溃疡、疣状病变、结痂性增生斑块和红斑。

肺部受累在伊蒙菌病中常见，且非孤立存在。约 86％的南非伊蒙菌感染患者 X 线检查有异常。胸部 X 线检查可发现弥漫性和局灶性网状结节浸润、实变、肺叶不张、胸水和肺门淋巴结病。少数病例有上呼吸道症状，如鼻出血、鼻漏和鼻塞等。

（四）危险因素

几乎所有感染者都存在严重的免疫功能低下，通常为细胞介导的免疫缺乏，如 HIV/AIDS、器官移植相关免疫抑制。糖尿病常常合并免疫功能缺陷，目前也有糖尿病患者感染伊蒙菌的个案报道。

（五）诊断与鉴别诊断

血液、组织标本等培养得到伊蒙菌，组织学提示有系统组织受侵，结合相应临床症状，可确诊伊蒙菌病。

1. 镜检与培养：真菌培养阳性率高的标本主要为组织（如皮肤活检组织等）、血液、骨髓。可将临床标本接种于标准真菌培养基上（如沙氏琼脂、麦芽提取物琼脂或马铃薯葡萄糖琼脂），在24~33℃环境中孵育，通常7~33天内生长，菌落呈黄白色至棕褐色，最初光滑，后变成粉末状，略微凸起，并有褶皱，在3周内直径达到2.5~3.5cm。镜下可见菌丝呈分枝分隔状，在菌丝的两侧或直角分枝的短茎上可产生大量分生孢子，形态可为圆形、椭圆形。可将培养物进行DNA测序鉴定。

2. 组织病理学检查：受累组织可见细胞内外椭圆形或圆形的小酵母（2~5μm），具有窄基出芽和周围组织炎症改变（慢性肉芽肿，含有组织细胞、多核巨细胞和浆细胞的化脓性炎性浸润）。通过HE、过碘酸－雪夫、六胺银和吉姆萨染色等可以更好地展现伊蒙菌病的组织病理学变化。然而，伊蒙菌的酵母细胞在形态学上与组织胞浆菌难以区分，因此仅凭组织病理学检查无法进行明确的鉴定。

3. 抗原抗体检测：目前没有针对伊蒙菌的特异性抗原抗体检测。

4. 分子生物学方法。

1）PCR：在真菌培养阴性或缺失的情况下，对新鲜活检组织进行PCR，扩增测序核糖体基因ITS区，对疾病有诊断意义。

2）qPCR：最近一项针对伊蒙菌线粒体基因的qPCR检测已有报道，该方法改编自组织胞浆菌PCR。

3）mNGS：当其他检测手段无法明确时，mNGS可提供辅助诊断价值。

5. 鉴别诊断：伊蒙菌病的鉴别诊断主要包括组织胞浆菌病、隐球菌病、孢子丝菌病和芽生菌病。免疫功能低下的伊蒙菌感染患者广泛性皮肤病变的鉴别诊断还包括其他深部真菌感染、结核分枝杆菌感染、非结核分枝杆菌感染、细菌性血管瘤病、水痘、二期梅毒、药物反应、卡波西肉瘤和坏疽性脓皮病。

（六）抗感染治疗

目前还没有有关伊蒙菌病治疗的临床试验，所有关于治疗的数据都是观察性的，抗真菌治疗的最佳剂量和疗程尚未确定。

但根据现有研究，氟康唑、棘白菌素类和5－氟胞嘧啶对伊蒙菌的MIC高，并不建议用于伊蒙菌病的抗感染治疗。而两性霉素 B、伊曲康唑、伏立康唑和泊沙康唑对伊蒙菌始终有较好的体外活性。

ECMM 指南建议免疫功能低下的伊蒙菌患者可接受两性霉素 B 脂质体治疗 [3.0~3.5 mg/(kg·d)]，疗程 10~14 天，或两性霉素 B 治疗；伊曲康唑维持治疗 12 个月（200mg，口服，每天 2 次）直到免疫重建。如果条件允许，两性霉素 B 脂质体优于两性霉素 B 脱氧胆酸盐，因为前者肾毒性更小，患者耐受性更好。如果患者的免疫抑制状态不能被逆转改善，则可能长期需要伊曲康唑抑制治疗（200mg/d，口服）。

（七）预防

伊蒙菌很可能在环境中尤其是土壤中广泛存在，这对伊蒙菌病的具体预防和防控提出了挑战。对于免疫功能受限患者，应积极控制原发疾病和基础疾病，提高免疫功能，尽量避免机会性感染。

伊蒙菌病属于罕见真菌病，即使经验丰富的临床医生，也容易漏诊、误诊。因此应加强对伊蒙菌病的研究和学习，尽量做到早发现、早诊断、早治疗。

主要参考文献

[1] Reddy DL, Nel J, Govender NP. Review: Emergomycosis [J]. J Mycol Med, 2023, 33 (1): 101313.

[2] Schwartz IS, Govender NP, Corcoran C, et al. Clinical characteristics, diagnosis, management, and outcomes of disseminated emmonsiosis: A retrospective case series [J]. Clin Infect Dis, 2015, 61 (6): 1004−1012.

[3] Wang P, Kenyon C, De Hoog S, et al. A novel dimorphic pathogen, *Emergomyces orientalis* (Onygenales), agent of disseminated infection [J]. Mycoses, 2017, 60: 310−319.

[4] Alanio A, GitsMuselli M, Lanternier F, et al. Evaluation of a new *Histoplasma* spp. Quantitative RT−PCR assay [J]. J Mol Diagn, 2021, 23 (6): 698−709.

[5] Thompson GR, Le T, Chindamporn A, et al. Global guideline for the diagnosis and management of the endemic mycoses: An initiative of the European Confederation of Medical Mycology in cooperation with the

International Society for Human and Animal Mycology [J]. Lancet Infect Dis, 2021, 21 (12): e364-e374.

[6] Maphanga TG, Britz E, Zulu TG, et al. *In vitro* antifungal susceptibility of yeast and mold phases of isolates of dimorphic fungal pathogen *Emergomyces africanus* (formerly *Emmonsia* sp.) from HIV-infected South African patients [J]. J Clin Microbiol, 2017, 55: 1812-1820.

[7] Schwartz IS, Govender NP, Sigler L, et al. Emergomyces: The global rise of new dimorphic fungal pathogens [J]. PLoS Pathog, 2019, 15 (9): e1007977.

[8] Samaddar A, Sharma A. Emergomycosis, an emerging systemic mycosis in immu-nocompromised patients: Current trends and future prospects [J]. Front Med, 2021, 8: 670731.

[9] Schwartz IS, Lerm B, Hoving JC, et al. *Emergo-myces africanus* in soil, South Africa [J]. Emerg Infect Dis, 2018, 24 (2): 377-380.

[10] Schwartz IS, McLoud JD, Berman D, et al. Molecular detection of airborne *Emergomyces africanus*, A thermally dimorphic fungal pathogen, in Cape Town, South Africa [J]. PLoS Negl Trop Dis, 2018, 12 (1): e0006174.

（何达，何芳）

四、芽生菌病

芽生菌病是一种主要由皮炎芽生菌（*Blastomyces dermatitidis*）和吉尔克里斯特芽生菌（*Blastomyces gilchristii*）引起的感染性疾病。

（一）分类

芽生菌属于真菌界（Fungi）、子囊菌门（Ascomycota）、散囊菌纲（Eurotiomycetes）、爪甲团囊菌目（Eurotiales）、Ajellomycetaceae科、芽生菌属（*Blastomyces*）。

（二）常见生存环境和疾病流行情况

芽生菌偏好潮湿、酸性水域附近的土壤，如河流和湖泊附近，常见于美国中西部、东南部和中南部边境地区。大多数感染是由吸入真菌孢子引起的，通常与土壤扰动、建筑工作（如施工或挖掘）以及户外活动（如露营、钓鱼或狩猎）有关。犬类，尤其是用于狩猎的犬类，在高流行区域中常被感染并可能导致严重致命的芽生菌病，而猫和其他哺乳动物很少被感染。

（三）常见感染部位及临床表现

人通过呼吸道吸入芽生菌孢子或菌丝。吸入后，孢子在体内37℃的温度下转化为致病性的酵母相细胞，首先在肺部定殖并引发炎症反应，激活免疫细胞释放炎性介质，导致血管扩张、血管渗透性增加和炎性细胞浸润，形成肺部的肉芽肿性炎症、脓肿和纤维化。严重感染可导致肺部结构损伤和功能下降。此外，如果感染得不到控制，还可以通过血液循环或淋巴系统扩散到身体其他部位，导致肺外表现，如皮肤病变、骨骼和关节感染，以及罕见的中枢神经系统受累。

芽生菌病的临床表现多种多样，约50％的感染者在暴露后可能没有或仅有轻微症状，典型潜伏期为4～6周。肺部感染最常见，至少占确诊病例的75％。

1. 原发性肺芽生菌病：症状多样，常见的是慢性过程，患者可能出现体重减轻、间歇性低热、胸痛、疲劳/乏力、呼吸困难和咳嗽（有时伴有少量痰液和咯血）。少数患者表现为急性肺部感染，症状严重程度不一，可能进展为急性呼吸窘迫综合征。

2. 皮肤芽生菌病：肺外芽生菌病中最常见的类型。丘疹脓疱疹样病变，逐渐发展成有堆积边缘的疣状鳞状斑块，也可能出现中央溃疡、脓肿或紫红色结节。严重者可扩展成数百个病变，还可能通过直接扩散引起骨髓炎。黏膜受累相对较少见，但喉部、口腔和鼻腔也可受累。皮肤芽生菌病易误诊为恶性肿瘤（如基底细胞癌或鳞状细胞癌）、细菌感染（如结核病）或其他皮肤病变。在极少数情况下，可以出现孤立的皮肤芽生菌病，而不伴随肺部感染。

3. 芽生菌性骨髓炎：常伴随着向周围组织扩展，导致脓肿、窦道和邻近关节的化脓性关节炎。

4. 泌尿生殖道芽生菌病：较为罕见。男性患者的常见表现包括前列腺炎或前列腺脓肿以及附睾炎。女性患者的常见表现包括输卵管-卵巢脓肿、子宫内膜炎和输卵管炎。

5. 中枢神经系统芽生菌病：常见的表现包括典型的脑膜炎症状，如头痛、颈项强直或其他脑膜刺激征象。在颅内或脊椎内可能会出现占位性病变，可能引起脓肿。

（四）危险因素

在北美的某些河流流域等特定地区，皮炎芽生菌较为常见，因此在这些地区的居民有更高的感染风险。

（五）诊断

芽生菌病的诊断需要综合考虑临床表现、流行病学史和实验室检查。

1. 镜检和培养：从痰液、BALF、滑液、脑脊液或活检组织中分离出芽生菌可证实感染。25～30℃培养2～3天可见绒毛状白色菌落，缓慢生长数周后，可形成光滑、棕褐色、不产孢的菌落。镜下可见椭圆形或梨形的小分生孢子。37℃下BHI等琼脂孵育容易转化成酵母相。

2. 组织病理学检查：通过组织切片或液体细胞学方法，在组织或液体中可鉴定皮炎芽生菌的典型酵母相形态。该方法具有快速诊断的优势，特别适用于需要快速治疗的严重疾病患者。皮炎芽生菌的酵母形态相对较大（通常为$8～15\mu m$），具有厚壁，并且子酵母细胞以宽基部连接到母酵母细胞，直到两个细胞大小几乎相等。组织应进行甲胺银染色或PAS，体液可以使用荧光白染色。

3. 抗原检测：尿液最合适，血清等标本也可以。芽生菌抗原检测特异性超过80％、灵敏度也可接受，但需要注意副球孢子菌的交叉抗原。ELISA可在尿液或血清中检测细胞壁中半乳甘露聚糖。在诊断肺部芽生菌病时，使用BALF进行检测可提供帮助。如果怀疑患者患有中枢神经系统芽生菌病，也可使用脑脊液进行检测。

4. 分子生物学方法：针对ITS区和种属特异性基因的PCR检测可以高度特异性地检出分离培养物和石蜡包埋组织中的芽生菌，对气道抽吸物、BALF、胸水、痰和血液也可使用。在其他手段不能明确时，mNGS可作为一个选择。

5. 鉴别诊断：芽生菌病需要与其他类似疾病进行鉴别诊断，如细菌性肺炎、结核病、组织胞浆菌病、曲霉病、恶性肿瘤、结节病、肺隐球菌病和其他真菌感染等。需要结合病史、流行病学史、临床表现、实验室检查以及影像学检查结果综合评估。

（六）抗感染治疗

所有芽生菌病病例都应接受治疗，用药和疗程取决于疾病的严重程度、感染部位和患者的免疫状态。对于轻度肺部芽生菌病，通常使用伊曲康唑进行治疗，剂量和持续时间根据临床情况确定。对于中重度至重度疾病，初始治疗为静脉注射两性霉素B脂质体5mg/(kg·d)或其他的两性霉素B制剂1~2周，然后转为口服伊曲康唑200~400mg/d治疗6~12个月。累及中枢神经系统或骨骼的患者疗程更长。治疗期间需监测药物水平，并考虑药物相互作用和患者共病情况。三唑类不能使用时，可以考虑使用氟康唑400~800mg/d。有关于伏立康唑的病例队列和关于泊沙康唑、艾沙康唑的个案报道显示其效果相当，但临床数据资料十分有限。发生急性呼吸窘迫综合征时，建议一直使用两性霉素B直到临床状况缓解，皮质类固醇的治疗有效性没有得到共识认可。

（七）预防

芽生菌病的预防和控制主要依赖于减少接触病原体的环境风险因素、提高公众意识、及时诊断和有效的治疗。此外，由于芽生菌病在不同地区的流行情况可能存在差异，因此预防和控制措施也需要根据当地的具体情况进行调整。

主要参考文献

[1] Linder KA, Kauffman CA. Current and new perspectives in the diagnosis of Blastomycosis and histoplasmosis [J]. J Fungi (Basel)，2020，7（1）：12.

[2] Mazi PB, Rauseo AM, Spec A. Blastomycosis [J]. Infect Dis Clin North Am，2021，35（2）：515−530.

[3] Borah BF, Meddaugh P, Fialkowski V, et al. Using insurance claims data to estimate Blastomycosis Incidence, Vermont, USA, 2011−2020 [J]. Emerg Infect Dis，2024，30（2）：372−375.

[4] Tat J, Nadarajah J, Kus JV. Blastomycosis [J]. CMAJ，2023，195（29）：E984.

[5] Segaloff HE, Wu K, Shaw S, et al. Notes from the field: Cluster of

Blastomycosis among neighborhood residents — St. Croix County, Wisconsin, 2022 [J]. MMWR Morb Mortal Wkly Rep, 2023, 72 (13): 348−349.

[6] McBride JA, Gauthier GM, Klein BS. Clinical manifestations and treatment of Blastomycosis [J]. Clin Chest Med, 2017, 38 (3): 435−449.

[7] Pullen MF, Alpern JD, Bahr NC. Blastomycosis—Some progress but still much to learn [J]. J Fungi (Basel), 2022, 8 (8): 824.

[8] Linder KA, Kauffman CA, Miceli MH. Blastomycosis: A review of Mycological and clinical aspects [J]. J Fungi (Basel), 2023, 9 (1): 117.

[9] Smith DJ, Free RJ, Thompson GR, et al. Clinical testing guidance for Coccidioidomycosis, Histoplasmosis, and Blastomycosis in patients with community—acquired pneumonia for primary and urgent care providers [J]. Clin Infect Dis, 2024, 78 (6): 1559−1563.

[10] Chapman SW, Dismukes WE, Proia LA, et al. Clinical practice guidelines for the management of blastomycosis: 2008 update by the Infectious Diseases Society of America [J]. Clin Infect Dis, 2008, 46 (12): 1801−1812.

（周凌云，何芳）

五、孢子丝菌病

孢子丝菌病（Sporotrichosis）是一种由孢子丝菌感染皮肤、皮下组织、局部淋巴系统所引起的亚急性或慢性感染性疾病，偶可致肺、骨关节或其他组织部位感染。皮损主要表现为慢性炎症性肉芽肿损害，可形成丘疹、脓疱、结节、斑块、溃疡、肉芽肿、结痂等改变，常累及面部、四肢等暴露部位。该病常与园艺等人类活动有关，因此又被称为玫瑰园丁病。

（一）分类学

孢子丝菌属于真菌界（Fungi）、子囊菌门（Ascomycota）、粪壳菌纲（Sordariomycetes）、长喙壳菌目（Ophiostomatales）、蛇口壳科（Ophiostomataceae）、簇孢霉属（Sporothrix）。孢子丝菌是一种双相真菌，其在25℃下可见有隔膜的透明细长菌丝、分生孢子梗和分生孢子。而在37℃下为寄生状态，在受感染的宿主体内呈雪茄状的椭圆形酵母形态。

申克孢子丝菌（S. schenckii sensu stricto）最初被认为是人类和动物孢子丝菌病的唯一病原体。但随着分子生物学的发展，人们发现孢子丝菌病由多种孢子丝菌导致，主要包括申克孢子丝菌、巴西孢子丝菌（S. brasiliensis）、球形孢子丝菌（S. globose）、卢里孢子丝菌（S. luriei）、墨西哥孢子丝菌（S. mexicana）、苍白孢子丝菌（S. pallida）和智利孢子丝菌（S. chilensis）等。不同的菌种致病力不同。申克孢子丝菌常常和慢性皮肤软组织感染有关，球形孢子丝菌常常导致固定型或淋巴管型皮肤软组织感染，巴西孢子丝菌引起的疾病则更严重，墨西哥孢子丝菌和苍白孢子丝菌通常导致皮下结节和破溃渗出。卢里孢子丝菌导致的感染病例很少，智利孢子丝菌病例则只在智利发现。

（二）常见生存环境和疾病流行情况

孢子丝菌分布于全球的土壤和植物，如泥炭藓、灌木丛等处。本病在世界各地均有报道，拉丁美洲、非洲和亚洲地区较多，巴西、哥伦比亚、危地马拉、秘鲁、墨西哥、美国、中国、日本、印度和马来西亚等均有。球形孢子丝菌感染在亚洲孢子丝菌病中占主导地位，而在中国的发病率居全球前列。

1916 年，我国报道首例孢子丝菌病，之后我国多个省（自治区、直辖市）均有孢子丝菌病的病例报道。吉林省发病率位居全国首位，其次为黑龙江省和辽宁省。通过对吉林省 1990—2019 年 4969 例孢子丝菌病的调查发现，吉林省男女比例为 1∶2，平均发病年龄为（48±1）岁，平均病程为（4.8±2.7）个月，易感人群以农民为主。在我国东北地区，冬季为孢子丝菌病的流行季节。东北地区冬季寒冷干燥，早期当地居民通过焚烧木材、树枝取暖，接触了被孢子丝菌污染的木材使得感染率增加。

（三）常见感染部位及临床表现

该病主要累及皮肤和皮下软组织，在免疫抑制患者和接受 TNF 拮抗剂的患者可以发生播散性感染。孢子丝菌经血行播散，可使肺、骨关节、脑膜、心包、肝、脾、直肠等受累。皮肤型孢子丝菌病又可进一步划分为固定型孢子丝菌病、淋巴管型孢子丝菌病和皮肤播散型孢子丝菌病。

1. 固定型孢子丝菌病：皮肤接种分生孢子后数日到数周，在接触部位出现丘疹、结节，呈红色或暗红色，逐渐增大，可伴溃疡、脓肿以及结痂，部分还可有鳞屑性斑片，痤疮样、肉芽肿样改变，称为初疮。好发于面部、颈部、四肢等暴露部位。一般不侵犯附近淋巴结，患者一般无明显症状。此型在我国最多见。

2. 淋巴管型孢子丝菌病：好发于单侧四肢，多由固定型发展而来，类似的病灶沿着靠近原发病灶的淋巴管逐渐发展而来，呈向心性，出现串珠样排列的炎性结节。结节间出现淋巴管炎，疼痛不明显。面部的淋巴管类型常表现为初疮周围出现卫星灶。

3. 皮肤播散型孢子丝菌病：此型不常见，继发于淋巴管型孢子丝菌病，通过自身接种或者血行播散引起皮肤多发性溃疡性损害，可伴有发热、疲乏等症状，主要见于免疫功能缺陷患者，如糖尿病、HIV/AIDS、恶性肿瘤的患者。

（四）危险因素

孢子丝菌病可见于所有年龄段，主要取决于是否暴露于病原体的环境。作为一种亚急性或慢性植入性皮下组织真菌病，最经典的传播方式是通过荆棘划伤伤口接种真菌（创伤性接种）。狭义的申克孢子丝菌、球形孢子丝菌通过该方式传播，因此其易感人群通常为生活在热带和亚热带的园艺工人或者农民。除此之外，巴西孢子丝菌可以通过受感染的猫科动物的深部抓伤和咬伤传播。骨关节孢子丝菌病并不常见，多见于酗酒的中年男性。肺孢子丝菌病几乎只发生于在慢性阻塞性肺疾病患者。播散性感染较罕见，常见于免疫抑制患者。

（五）诊断与鉴别诊断

诊断应该结合实验室检查结果以及患者临床表现、流行病学史（如明确的外伤史），其中淋巴管型孢子丝菌病皮损具有串珠样改变的结节。

1. 镜检与培养：临床标本取病灶渗出液、脓液以及痂皮等进行镜检涂片，革兰染色或 PAS，高倍镜下可见染色阳性的卵圆形小体。但临床标本镜检阳性率很低，易漏诊，故临床少用。病灶抽吸物、活检组织、痰、体液标本均可在室温下进行真菌培养。孢子丝菌为温度双相真菌，在沙氏培养基上室温下培养为菌丝相生长，在脑心浸液血培养基上 37℃ 培养为酵母相，经过表型鉴定可确认。真菌培养培养出孢子丝菌是诊断孢子丝菌病的"金标准"，但常常培养阴性。需注意的是，球形孢子丝菌常在 37℃ 不生长或生长非常缓慢。

2. 组织病理学检查：孢子丝菌病组织中可见混合性炎性细胞肉芽肿改变，可见典型的"三区病变"。中央为"化脓区"，由中性粒细胞及少量嗜酸性粒细胞构成；其外为"结核样区"，由组织细胞、上皮样细胞及少量的多核巨细胞构成；最外层为"梅毒样区"，由淋巴细胞及浆细胞构成。即便使用了真菌特异性染色，组织病理学检查也常常是阴性的，因为这类病原体只需要很少的量就可以致病。组织病理学检查可见 PAS 阳性或银染阳性的直径为 $3\sim5\mu m$ 的卵形酵母细胞，可见酵母细胞的嗜酸性凸起，即星状体。

3. 抗原抗体检测：血清学检查被国外共识认为除了用于脑膜炎的诊断外无更多用处。检测申克孢子丝菌抗体的乳胶凝集试验在国外曾被用于检测脑膜炎，但目前已基本不用。目前灵敏度和特异性更高方法还在研发中。

4. 分子生物学方法：基于 ITS 区域的 PCR 扩增和测序可用于孢子丝菌的检测，基于钙调蛋白基因的 PCR 扩增和测序可以进行菌种鉴定，但这些在临床实验室没有常规使用。MALDI－TOF MS 也可用于孢子丝菌的检测，对菌种的鉴定有赖于数据库的更新和扩充。

5. 鉴别诊断。皮肤型孢子丝菌病需与下列疾病相鉴别：细菌性皮肤病，如皮肤结核、皮肤非典型分枝杆菌感染、脓皮病；寄生虫性皮肤病，如皮肤利什曼病；其他真菌性皮肤病，如着色芽生菌病、暗色丝孢霉病、皮肤癣菌性肉芽肿、皮炎芽生菌病、副球孢子丝菌病、足菌肿、奴卡菌病；非感染性皮肤病，如鳞状细胞癌、基底细胞癌、淋巴瘤、上皮样肉瘤、结节病等。骨关节孢子丝菌病可表现为慢性滑膜炎或化脓性关节炎。肺孢子丝菌病需要与结核病和其他真菌性肺炎相鉴别。

（六）治疗

1. 常用伊曲康唑进行治疗。虽然尚缺乏唑类新药的临床研究数据，但也不推荐使用伏立康唑和艾沙康唑，因其体外药敏结果显示 MIC 较高。孢子丝菌病治疗药物选择见表 7-2。

表 7-2　孢子丝菌病治疗药物选择

感染类型/感染部位	抗微生物药物选择		说明
	首选药物	替代药物	
皮肤/皮肤淋巴管	伊曲康唑口服液 200mg/d po，全部病损消失后 2～4 周，通常需 3～6 个月	如果无效，伊曲康唑口服液 200mg bid po，或特比萘芬 500mg bid po，或饱和碘化钾溶液[a]（SSKI）5 滴 tid，逐渐增加到 40～50 滴 tid	妊娠或哺乳期避免使用伊曲康唑，可采用局部高温疗法（温热疗法）
骨关节	伊曲康唑口服液 200mg bid po（12 个月）	两性霉素 B 脂质体 3～5mg/(kg·d) iv，或两性霉素 B 脂质体复合物 5mg/(kg·d) iv，或两性霉素 B 脱氧胆酸盐 0.7～1.0mg/(kg·d) iv 直到有效；如有效，换用伊曲康唑口服溶液 200mg bid po，总疗程 12 个月	治疗 2 周后，需查伊曲康唑的血药浓度，确保达到有效浓度
肺	重症肺疾病，两性霉素 B 脂质体 3～5mg/(kg·d) IV，或标准两性霉素 B 0.7～1.0mg/(kg·d) IV 直到有效，后换用伊曲康唑口服溶液 200mg bid po，总疗程 12 个月	轻症，伊曲康唑 200mg bid po，总疗程 12 个月	—
播散型、中枢神经系统	两性霉素 B 脂质体 5mg/kg IV qd，4～6 周若改善，伊曲康唑 200mg bid po，总疗程 12 个月	HIV/AIDS 或其他免疫抑制患者：慢性维持治疗选用伊曲康唑口服溶液 200mg qd po	—

注：po，口服，指通过口服给药。bid po，口服，每天 2 次，指每天 2 次口服给药。tid，每天 3 次，通常指每 8 小时服药一次。iv，静脉注射，指通过静脉给药。iv qd，静脉注射每天 1 次，指每天固定时间静脉注射给药 1 次。qd po：每天 1 次口服，指每天固定时间口服给药 1 次。

2. 口服饱和碘化钾溶液有包括味觉障碍、痤疮样皮疹、恶心、呕吐、腮腺炎（腮腺炎症）和甲状腺功能减退（甲状腺活动减少）等在内的不良反应。虽然可以通过减少剂量或暂时停止给药来减少不良反应，但患者常常不耐受。

（七）预防

1. 个人防护：孢子丝菌的传播途径主要是创伤接种（接触传播），建议高危人群如园丁、农民，戴手套，穿长裤长袖，佩戴口罩，降低吸入分生孢子的风险。

2. 环境清洁：定期清理干柴堆，保持干燥，减少腐烂植物的生成。减少与野猫、野狗的接触。

3. 疫苗：目前市面上还没有针对人类和动物的孢子丝菌病的有效疫苗，报道较多的为孢子丝菌细胞表面的黏附因子Gp70糖蛋白的相关疫苗。针对Gp70的表位抗原研发发现，重组噬菌体KR抗原不需要免疫佐剂的辅助，可有效诱导球形孢子丝菌感染小鼠模型体液免疫及细胞免疫。总的来说，孢子丝菌的疫苗尚集中在动物实验阶段，同时疫苗在研发过程中也存在很多问题。

主要参考文献

[1] Thompson GR，Le T，Chindamporn A，et al. Global guideline for the diagnosis and management of the endemic mycoses：An initiative of the European Confederation of Medical Mycology in cooperation with the International Society for Human and Animal Mycology [J]. Lancet Infect Dis，2021，21 (12)：e364-e374.

[2] Liu TT，Zhang K，Zhou X. Molecular identification of Sporothrix clinical isolates in China [J]. J Zhejiang Univ-Sc B，2014，15 (1)：100-108.

[3] 中华医学会皮肤性病学分会真菌学组，中国医师协会皮肤科医师分会医学真菌亚专业委员会，中西医结合学会皮肤性病专业委员会真菌学组. 孢子丝菌病诊疗指南 [J]. 中华皮肤科杂志，2016，49 (7)：456-459.

[4] Alvarez CM，Oliveira MME，Pires RH. Sporotrichosis：A review of a neglected disease in the last 50 years in Brazil [J]. Microorganisms，2022，10 (11)：2152.

[5] De Carolis E，Posteraro B，Sanguinetti M. Old and new insights into Sporothrix schenckii complex biology and identification [J]. Pathogens (Basel，Switzerland)，2022，11 (3)：297.

[6] Qin J，Zhang J. Sporotrichosis [J]. N Engl J Med，2019，380 (8)：771.

[7] Tolentino LF, Tsai SF, Witt MD, et al. Fatal fat embolism following amphotericin B lipid complex injection [J]. Exp Mol Pathol, 2004, 77 (3): 246-248.

[8] Xue S, Gu R, Wu T, et al. Oral potassium iodide for the treatment of sporotrichosis [J]. Cochrane Database Syst Rev, 2009, 2009 (4): Cd006136.

[9] 李苏姗, 刘哲, 吕莎, 等. 孢子丝菌病公共卫生风险与防控 [J]. 中华流行病学杂志, 2023, 44 (12): 1999-2004.

[10] Téllez-Martínez D, Batista-Duharte A, Portuondo DL, et al. Prophylactic and therapeutic vaccines against sporotrichosis feasibility and prospects [J]. Microbes Infect, 2019, 21 (10): 432-440.

（杜凌遥，李红）

六、球孢子菌病

球孢子菌病（Coccidioidomycosis）又称溪谷热（Valley Fever），是由球孢子菌属真菌引起的一种主要经呼吸道感染的疾病。

（一）分类学

球孢子菌属属于子囊菌门（Ascomycota）、肽酶菌纲（Eurotiomycetes）、球孢子菌目（Onygenales）、球孢子菌科（Coccidioidaceae）。粗球孢子菌（*Coccidioides immitis*）和波萨达斯球孢子菌（*Coccidioides posadasii*）是该属中已知的两个物种，在形态和遗传上有所不同，但都能引起类似的疾病表现。

（二）常见生存环境和疾病流行情况

球孢子菌属真菌（以下简称"球孢子菌"）在土壤中以菌丝形式存在，当土壤被扰动时，可产生具有感染性的关节孢子（Arthroconidia）。关节孢子通过空气传播，在人体吸入后引起感染。粗球孢子菌的孢子具有很强的传染性，最少仅需1个关节孢子就可令人致病。尤其在干旱地区的土壤中，关节孢子可大量形成。除了人类，粗球孢子菌还可以感染牛、羊、狗等多种动物。球孢子菌主要分布在美国西南部、墨西哥及南美洲干旱地区。在美国，球孢子菌病病例每年持续增加。近年来，随着全球人口流动，非疫区的输入性病例报告日益增多。

（三）常见感染部位及临床表现

球孢子菌病临床表现多样，包括无症状或轻微自限性呼吸道感染、严重的全身播散性感染。大多数原发性感染者无症状或仅有轻微的类似感冒的症状。约40％的患者可能出现自限性的感冒或流感样症状，如发热和咳嗽。约10％的感染者会发展为肺炎，其影像学特征包括肺叶或肺段实变、致密的浸润影或结节性病灶，伴肺门或者纵隔淋巴结肿大。免疫功能低下的人群可有进行性发绀、呼吸困难以及黏液脓性或血性痰。

除了累及呼吸道外，球孢子菌病也常累及皮肤，出现结节性红斑和多形红斑等反应性皮肤病变。在呼吸道症状出现前出现皮肤病变是该病的一个特征性表现。

少数感染者（＜3％）可能发展为播散性感染，可出现发热、寒战、盗汗、体重减轻、骨骼肌肉疼痛和疲劳等全身症状，可累及皮肤及软组织、骨关节、中枢神经系统等，导致皮下脓肿、骨髓炎、关节炎、脑膜炎等。脑膜炎是球孢子菌病最严重的并发症，发生于$1/3 \sim 1/2$的播散性感染患者，致死率非常高。

（四）危险因素

免疫功能缺陷个体（如HIV/AIDS患者、移植接受者和免疫抑制剂使用者）更易感染球孢子菌，妊娠、职业暴露也与感染风险增加相关。患慢性肺部疾病或呼吸道疾病的个体更容易感染球孢子菌。

（五）诊断与鉴别诊断

实验室检查是确诊球孢子菌病的关键。所有疑似患者均需进行胸部影像学检查。怀疑脑膜炎的患者均需检查脑脊液。

1. 镜检和培养：通过镜检患者的痰液、皮肤病变、体液等标本，可以观察到球孢子菌的形态特征，镜检阳性率较低，可用巴氏及钙荧光白染色等提高辨识度。真菌培养可用于寻找球孢子菌的生长并进行进一步鉴定，培养需用试管，禁用平皿培养。这些检测必须在2～3级生物安全实验室进行，培养球孢子菌必须在3级生物安全实验室进行。25～30℃血平板或者沙堡培养基培养6周，最早在4～5天后即可看到菌丝体生长。

2. 组织病理学检查：组织病理学检查是诊断球孢子菌病的

重要手段。活检取材可采用支气管镜活检、针刺活检及手术切除。组织病理染色可采用 HE 染色、PAS 及 GMS 染色，可以观察到厚壁大球囊结构和内孢子的存在。这有助于确定球孢子菌感染的存在，并与其他真菌感染进行鉴别。即便没有培养证据，仅凭临床标本中该特异性的镜下形态即可确诊。此外，在组织病理学检查的基础上可应用原位杂交进一步确证。

3. 皮肤球孢子菌素试验：可用于检测患者对球孢子菌的迟发型免疫反应。球孢子菌素皮内注射，0.5cm 以上红斑或硬结者为阳性。应用免疫抑制药物、实体器官移植患者及 HIV/AIDS 患者可表现为阴性。

4. 抗原抗体检测：包括球孢子菌抗原检测和抗体检测，可提供重要的诊断信息。ELISA 和免疫扩散试验可检测患者血液中的球孢子菌特异性抗体水平，灵敏度高，主要用于定性诊断。IgM 抗体在感染后 1~3 周最高，IgG 抗体在感染后 4~8 周最高，可持续 28 周检出。补体结合试验可以测定抗体滴度，用于早期发现病例和监测治疗效果。滴度>1∶16 提示可能存在播散性感染风险，免疫功能低下患者中可出现假阴性结果。

5. 分子生物学检测：使用含有此真菌特异性序列作为引物对标本可直接进行靶向 PCR 检测，灵敏度与培养相当。当其他手段不能明确诊断时，非靶向核酸检测技术如 mNGS 可用于辅助检查。

6. 鉴别诊断：球孢子菌病的临床表现与其他肺部感染或播散性真菌感染相似，需进行鉴别诊断，排除结核病、其他肺真菌病等可能的疾病。

（六）抗感染治疗

免疫功能正常宿主的轻症急性肺部感染多为自限性，一般无需抗真菌治疗，只需定期随访。重症患者治疗难度较大，预后通常较差。特别是慢性和播散性感染，迁延不愈且停药后复发率高，治疗可能需要持续数月、数年，甚至终身。

慢性感染者、免疫功能低下患者、有重要心肺疾病共病的患者、补体结合试验滴度>1∶32 的患者，均需积极治疗。体重下降 10%、夜间盗汗 3 周以上、单侧肺部病变超过 50%或者有双侧肺部病变者，也需要积极治疗。首选伊曲康唑 200mg 或氟康唑 400mg 治疗 3～12 个月。

严重的病例和播散性感染者，需要先用两性霉素 B 0.7～1.0mg/(kg·d) 进行诱导治疗，直至临床改善后再使用伊曲康唑或者氟康唑维持至少 1 年。两性霉素 B 治疗球孢子菌感染疗效确切，但不良反应较大，通常不作为首选，主要用于无法耐受唑类、疗效不佳、有严重骨关节病变、免疫功能低下且肺部病灶迅速进展或肺外播散的患者。

氟康唑和伊曲康唑均具有致畸风险，孕早期患者可考虑两性霉素 B 治疗。对于球孢子菌性脑膜炎患者，推荐氟康唑作为一线治疗药物，次选其他唑类，可考虑鞘内注射两性霉素 B。上述药物不能耐受或者治疗失败的患者，可以使用伏立康唑和泊沙康唑治疗。

治疗期间监测补体结合试验的滴度。

（七）预防

目前尚无有效疫苗预防球孢子菌病，因此预防主要依赖于减少暴露于感染源的风险因素，以及提高对疾病的认知和加强教育。在流行区域工作或生活时，采取适当的个人防护措施，如佩戴防尘口罩、手套和护目镜。对于具有免疫功能缺陷或免疫抑制状态的人群，如 HIV/AIDS 患者、实体器官移植受者等，应积极采取个体化的预防措施。

主要参考文献

[1] Thompson GR, Thuy L, Ariya C, et al. Global guideline for the diagnosis and management of the endemic mycoses：an initiative of the European Confederation of Medical Mycology in cooperation with the International Society for Human and Animal Mycology [J]. Lancet Infect Dis, 2021, 21：e364－e374.

[2] McHardy IH, Barker B, Thompson GR. Review of clinical and laboratory diagnostics for coccidioidomycosis [J]. J Clin Microbiol, 2023, 61 (5)：e0158122.

[3] Head JR, Sondermeyer－Cooksey G, Heaney AK, et al. Effects of precipitation, heat, and drought on incidence and expansion of

coccidioidomycosis in western USA：A longitudinal surveillance study [J]. Lancet Planet Health, 2022, 6 (10)：e793-e803.

[4] Eulálio KD, Kollath DR, Martins LMS, et al. Epidemiological, clinical, and genomic landscape of coccidioidomycosis in northeastern Brazil [J]. Nat Commun, 2024, 15 (1)：3190.

[5] Laws RL, Jain S, Cooksey GS, et al. Coccidioidomycosis outbreak among inmate wildland firefighters：California, 2017 [J]. Am J Ind Med, 2021, 64 (4)：266-273.

[6] Williams SL, Smith DJ, Benedict K, et al. Surveillance for Coccidioidomycosis, Histoplasmosis, and Blastomycosis during the COVID-19 pandemic-United States, 2019-2021 [J]. MMWR Morb Mortal Wkly Rep, 2024, 73 (11)：239-244.

[7] Williams SL, Chiller T. Update on the epidemiology, diagnosis, and treatment of Coccidioidomycosis [J]. J Fungi (Basel), 2022, 8 (7)：666.

[8] 吴吉芹, 朱利平. 球孢子菌病的流行病学、临床表现及诊治进展 [J]. 微生物与感染, 2017 (1)：44-49.

[9] 梁官钊, 刘维达. 球孢子菌病的临床特征及诊治策略 [J]. 中国真菌学杂志, 2020, 15 (5)：314-317.

[10] Smith DJ, Free RJ, Thompson GR, et al. Clinical testing guidance for Coccidioidomycosis, Histoplasmosis, and Blastomycosis in patients with community-acquired pneumonia for primary and urgent care providers [J]. Clin Infect Dis, 2024, 78 (6)：1559-1563.

[11] Galgiani JN, Ampel NM, Blair JE, et al. 2016 Infectious Diseases Society of America (IDSA) clinical practice guideline for the treatment of Coccidioidomycosis [J]. Clin Infect Dis, 2016, 63 (6)：e112-e146.

[12] Heidari A, Sharma R, Shakir Q, et al. Isavuconazole in the treatment of chronic forms of Coccidioidomycosis [J]. Clin Infect Dis, 2023, 76 (12)：2196-2199.

（刘昌海，李红）

七、副球孢子菌病

副球孢子菌病（Paracoccidioidomycosis，PCM）是一种地方性全身性真菌病，旧称"副球孢子菌肉芽肿""南美芽生菌病"，是一种主要由副球孢子菌（Paracoccidioides）感染引起的慢性肉芽肿性真菌病。

（一）分类学

副球孢子菌为自然界腐生菌，是一种缺乏有性阶段的双相真菌，属于真菌界（Fungi）、子囊菌门（Ascomycota）、散囊菌纲（Scatterycetes）、爪甲团囊菌目（Onygenales）、爪甲团囊菌科（Onygenacea）。导致临床疾病的副球孢子菌主要是巴西副球孢子菌（*Paracoccidioides brasiliensis*）复合体，含有的菌种包括 *P. brasiliensis*、*P. americana*、*P. restrepiensis*、*P. venezuelensis* 和 *P. lutzii*。新近的研究建议将 *P. lutzii* 从该复合体中单独分出来。

（二）常见生存环境和疾病流行情况

对巴西副球孢子菌在自然界存在的生态环境尚不明确，但一般多为农业地区，且与靠近水源、空气湿度较大有关联，从流行地区的土壤和空气中分离出副球孢子菌，还从动物中分离出该微生物，特别是九带犰狳。副球孢子菌感染的流行率在不同区域差异很大，广泛分布于拉丁美洲国家，报告的病例中约80%发生在巴西，其余大多数发生在委内瑞拉、哥伦比亚和阿根廷。该病多发病于从事土壤或土壤产品管理的工作人员，尤其是咖啡、棉花及烟草种植工。患病年龄在30~60岁，患病率较高，男女发病率比为20：1，这种差异可能与雌激素抑制菌丝体向酵母转化有关，也可能跟女性参与农业活动较少有关。

（三）常见感染部位及临床表现

皮肤黏膜损伤是本病的诱发因素，当身体免疫力减弱时，病原菌从呼吸系统入侵，可扩散到鼻和口腔黏膜，偶尔扩散到胃肠道，向皮肤、淋巴结及其他内脏器官播散，引起内脏器官的病变。

病初表现为呼吸道感染，症状不重，不为患者重视。随后症状加重，扩散至黏膜（表现为丘疹、水疱，基底部有出血点）、内脏（常累及脾、肠、肺和肝，中枢神经系统、泌尿系统、骨骼、肌肉、心脏及肾上腺等亦可受累，表现为乏力、高热、胸痛、呼吸困难、咳嗽、腹痛、恶心等）、皮肤（表现为溃疡、结痂）、淋巴结（表现为局部坏死、化脓、瘘管）。

副球孢子菌病临床上分为三型：慢性肺副球孢子菌病、皮肤黏膜副球孢子菌病、播散型副球孢子菌病。肺部 X 线/CT 检查显示肺部损害常位于肺的下野，多为双侧，损害可呈结节状、浸润性或条纹状，结节可以分散，也可以融合。

（四）危险因素

获得感染的主要危险因素是从事被巴西副球孢子菌污染的土壤相关的工作或活动，如农业、土木工程、园艺和蔬菜产品运输等。HIV/AIDS、肿瘤、实体器官移植和使用免疫抑制剂者为高危人群，吸烟、饮酒以及营养不良会增加患病风险。以下是一些常见的危险因素。

1. 工作和生活环境：副球孢子菌病患者中，超过 90％工作或生活在危险环境中。

2. 种族和遗传背景：在人群中观察到，黑人和黑白混血儿倾向于急性/亚急性形式的感染，白人以慢性形式的感染为主。一些研究表明，遗传背景也可能影响疾病的发展，白细胞抗原 HLA－A9 和 HLA－B13 以及 HLA－B4 单倍型分别在哥伦比亚和巴西患者中比在相应的普通人群中更常见。

3. HIV/AIDS、使用免疫抑制剂（如实体器官移植后或自身免疫疾病治疗、癌症化疗或放疗等）：在免疫受损患者中，副球孢子菌是一种机会性病原体，通常是以前感染的残留病变中真菌重新激活的结果。

4. 孕妇：怀孕与副球孢子菌感染有关，可能是怀孕暂时降低了机体免疫反应，是真菌感染的危险因素。

（五）诊断与鉴别诊断

副球孢子菌病的诊断依赖于流行病学史、临床表现和实验室检查。

1. 镜检和培养：镜检是诊断副球孢子菌感染最重要的方法。取溃疡处渗出液、脓液、穿刺液、皮肤黏膜损害刮取物等临床标本或活检组织进行涂片可快速诊断。使用乳酸酚棉蓝染色、亚甲蓝染色、革兰染色或者钙荧光白染色显色，可见多个出芽的圆形厚壁的酵母细胞，通常直径 $15\sim30\mu m$，舵轮状或者米老鼠耳朵状。新鲜痰液较少看到上述情况。

副球孢子菌为双相真菌，25℃固体培养基上培养 4～8 周，可见白色菌丝相缓慢生长，镜下菌丝细长有隔，有时有厚垣孢子，少有小分生孢子。37℃时，该菌由菌丝相转变为酵母相，镜下可见特征性的舵轮状。真菌分离培养的操作应在3级生物安全实验室中进行，临床实验室通常不具备条件。

2. 组织病理学检查：组织病理学检查是诊断真菌病的确诊证据，常用的特殊染色包括PASM、钙荧光白染色和PAS。主要表现为化脓性肉芽肿，有中性粒细胞浸润，在脓液的巨噬细胞中有菌体孢子，多呈单芽性芽生孢子，舵轮状大孢子具特征性，病灶内可见PAS及六铵银染色阳性。

3. 抗原抗体检测：可用于副球孢子菌病的诊断和监测对抗真菌治疗的反应。特异性IgM抗体在感染后4周内即可出现，提示现症感染。IgG抗体在感染的后期，即4～12周时出现，其滴度的高低可以反映感染的严重程度，故对疗效监测会有一定的作用。免疫扩散试验是最常用的诊断方法，有双向免疫扩散半定量检测和对流免疫电泳定量检测两种方法，灵敏度约为80%，特异性>95%。急性期和严重患者的滴度较高，超过1∶32提示播散可能性大；可作为疗效监测和预后判断指标，滴度下降提示病情好转，快速下降提示预后较好。目前没有特异性抗原检测的商品化试剂。部分患者真菌G试验阳性。

4. 分子生物学方法。

1）PCR和qPCR：培养物或者临床标本提取DNA，对ITS区域或$gp43$、$gp70$等基因进行扩增和测序可鉴定副球孢子菌。

2）在数据库够强大的情况下，MALDI-TOF MS也可以对副球孢子菌纯培养物进行菌种鉴定。

3）NGS具有高灵敏度、高特异性、广覆盖等优势，已在临床病原体检测中广泛应用，在其他手段不能明确时可作为辅助检查。

5. 鉴别诊断：该病需与皮肤结核、皮肤利什曼病、肿瘤、霍奇金病、着色真菌病，甚至雅司病、梅毒等相鉴别。播散型副球孢子菌病应与黑热病、结核性淋巴结炎、结核性腹膜炎等相鉴别。鉴别需结合临床表现、真菌培养与检测结果、组织病理学检查结果等综合判断。

（六）抗感染治疗

使用抗真菌治疗前应留取真菌培养并进行药敏试验，便于后期调整药物。严重感染或免疫抑制患者可能需要更长的治疗疗程和（或）更高剂量的药物。治疗期间应监测可能出现的不良反应和药物相互作用。对于有肉芽肿形成且有手术指征的患者应抗感染联合手术治疗。

对于轻至中度副球孢子菌病患者，伊曲康唑是首选治疗方案，剂量为每天200mg，疗程9~12个月，口服液比胶囊更好。伏立康唑6mg/(kg·d)治疗6~12个月与伊曲康唑疗效相当，可作为替代方案，并常用于中枢神经系统感染。有小样本量研究使用艾沙康唑作为初始治疗，但临床数据太少，无法形成推荐意见。复方新诺明可以抑制该菌的生长但不能根治，剂量为每次甲氧苄啶2.0~2.5mg/kg，每6小时一次，疗程18~24个月。重症或免疫功能低下患者先使用两性霉素B脂质体3~5mg/(kg·d)或者两性霉素B进行2~4周的诱导治疗，再给予每天200~400mg伊曲康唑巩固治疗。

口腔、喉头和气管的纤维性狭窄或脑部的肉芽肿必须采取手术治疗。除细胞免疫恢复外，治愈标准包括停止治疗2年后无症状、胸部X线检查阴性、血清学检查阴性。

（七）预防

目前人类巴西副球孢子菌感染的疫苗仍处于研发阶段，体外试验发现Peptide 10对实验性副球孢子菌病有保护作用，但仍需进一步研究。目前没有十分有效的方法防止感染，避免进入流行区是预防本病的有效办法。

本病大都是经皮肤接触或者经呼吸道吸入所致。预防措施应针对病因。进入流行疫区应避免接触发霉的物品，在产生很多粉尘的农村和城郊环境中，从事建筑、土壤挖掘、植物砍伐等工作，要采取一些措施，如佩戴口罩、防尘面具等，避免吸入真菌孢子以及菌丝。

婴幼儿和老年人是最常见的发病人群。应该重视特殊人群的保护工作，及时发现和治疗各种急慢性疾病。提高免疫力对本病的防治至关重要。

可能接触到该菌的医疗及科研人员应进行暴露前和年度血清学检查，以监测可能的真菌感染。

主要参考文献

[1] Hahn RC，Hagen F，Mendes RP，et al. Paracoccidioidomycosis：Current status and future trends［J］. Clin Microbiol Rev，2022，35（4）：e0023321.

[2] Silva－Ferreira C，De CastroRibeiro EM，Miranda Goes Ad，et al. Current strategies for diagnosis of paracoccidioidomycosis and prospects of methods based on gold nanoparticles［J］. Future Microbiol，2016，11：973－985.

[3] De Oliveira LLC，De Arruda JAA，Marinho MFP，et al. Oral paracoccidioidomycosis：A retrospective study of 95 cases from a single center and literature review［J］. Med Oral Patol Oral Cir Bucal，2023，28（2）：e131－e139.

[4] Martinez R. Epidemiology of paracoccidioidomycosis［J］. Rev Inst Med Trop Sao Paulo，2015，57（Suppl 19）：11－20.

[5] Bocca AL，Amaral AC，Teixeira MM，et al. Paracoccidioidomycosis：Eco－epidemiology，taxonomy and clinical and therapeutic issues［J］. Future Microbiol，2013，8（9）：1177－1191.

[6] Travassos LR，Taborda CP. Paracoccidioidomycosis vaccine［J］. Hum Vaccin Immunother，2012，8（10）：1450－1453.

[7] 韩景辉，陈芳艳，李定辰，等. 副球孢子菌病研究进展［J］. 中华医院感染学杂志，2024，34（6）：954－960.

[8] Hoenigl M，Salmanton－García J，Walsh TJ，et al. Global guideline for the diagnosis and management of rare mould infections：An initiative of the European Confederation of Medical Mycology in cooperation with the International Society for Human and Animal Mycology and the American Society for Microbiology［J］. Lancet Infect Dis，2021，21（8）：e246－e257.

（张艳芳，李红）

附　录

附录一

附表 1-1　抗真菌药物抗菌谱比较

真菌	两性霉素B	氟康唑	伊曲康唑	伏立康唑	泊沙康唑	艾沙康唑	奥替康唑	米卡芬净	卡泊芬净	阿尼芬净	艾瑞芬净	雷扎芬净	Fosmanog-epix
白念珠菌	+	++	+	+	+	+	++	++	++	++	++	++	+
热带念珠菌	++	++	+	+	+	+	++	++	++	++	++	++	+
近平滑念珠菌	++	++	+	+	+	+	++	+	+	+	+	+	+
光滑念珠菌	++	±	±	±	±	±	++	+	+	+	+	+	+
克柔念珠菌	++	0	0	+	+	+	++	++	++	++	++	++	0
都柏林念珠菌	++	++	+	+	+	+		++	++	++	++	++	
葡萄牙念珠菌	0	++	+	+	+	+		++	++	++	+	++	+
季也蒙念珠菌	++	++	++	++	++	++		++	++	++			
耳念珠菌	+	0	±	±	±	±		++	++	++	++	+	+
隐球菌	++	++	+	+	+	+		0	0	0	0	0	+
尖端赛多孢菌	0	0	0	+	±	±		0	0	0			+
多育赛多孢菌	0	0	0	0	0	0		0	0	0			+
毛孢子菌	+	±	+	+	+	+		0	0	0			+
耶氏肺孢子菌	0	0	0	0	0	0		+	+	+	+	+	+
烟曲霉	+	0	±	++	+	++		±	±	±	±	±	+
黄曲霉	+	0	±	++	+	++		±	±	±	±	±	+
土曲霉	0	0	±	++	+	++		±	±	±	±	±	+

真菌	两性霉素B	氟康唑	伊曲康唑	伏立康唑	泊沙康唑	艾沙康唑	奥替康唑	米卡芬净	卡泊芬净	阿尼芬净	艾瑞芬净	雷扎芬净	Fosmanogepix
毛霉	++	0	0	0	+	+	+	0	0	0	0	0	±
镰刀菌	±	0	±	±	±	±		0	0	0	0		+
马尔尼菲篮状菌	++	0	++	++	0	0		0	0	0			
组织胞浆菌	++	±	++	+	+	+		0	0	0			+

注：++，有抗菌活性（一线用药）；+，有抗菌活性（二线用药）；±，抗菌活性不确定；0，不推荐；空白表示缺乏数据。

参考资料：

[1] Gilbert DN, Chambers HF, Saag MS, et al. The Sanford guide to antimicrobial therapy [M]. 53rd. Sperryville, VA: Antimicrobial Therapy Inc, 2023.

[2] Hoenigl M, Sprute R, Egger M, et al. The antifungal pipeline: fosmanogepix, ibrexafungerp, olorofim, opelconazole, and rezafungin [J]. Drugs, 2021, 81 (15): 1703－1729.

（肖桂荣，蒋艾豆，管玫）

附表 1-2 抗真菌药物药动学特征

药物	口服吸收率 (%)	蛋白结合率 (%)	分布容积	血清半衰期 (h)	血清峰浓度 (μg/mL)	脑脊液浓度 (μg/mL)	脑组织浓度 (μg/g)	脑脊液/血药浓度比	脑组织/血药浓度比	上皮衬液/血药浓度比	肺泡巨噬细胞/血药浓度比	肺组织/血药浓度比	原形经肾排泄率 (%)
两性霉素B脱氧胆酸盐(普通制剂, D-AmB)	—	91~95	4L/kg	24	1.41	0.026	0.37	0.02	0.27				给药1周后21%经尿以原形排出
两性霉素B胆固醇硫酸酯复合物(胶状分散体, ABCD)	—		3.8~4.1 L/kg	27.5~28.2	0.96	0.033	0.51	0.03	0.50				
两性霉素B脂质复合物(ABLC)	—		131L/kg	173	0.84	0.026	0.35	0.03	0.41				
两性霉素B脂质体(L-AmB)	<5	95~99	0.1~0.4 L/kg	6.8	59.54	0.031	1.84	极低	0.03	0.08~5.00	0.3	0.2~2.5	给药1周后仅4.5%经尿排泄
氟胞嘧啶	78~90	2.9~4.0	0.6L/kg	2.5~6.0	30~40	17~62		0.65~0.90					>90
氟康唑(口服/静脉)	90	11~12	50L	20~50	6.7~14.0	≤6.2	10.2~27.0	0.74~0.89	0.70~2.39				>80
伊曲康唑(口服/静脉)	55	99.8	>700 L	34~42	2	≤0.07	<0.3	0.01	1.7	0.3	2~5	0.9~7.0	<1

药物	口服吸收率（%）	蛋白结合率（%）	分布容积	血清半衰期（h）	血清峰浓度（μg/mL）	脑脊液浓度（μg/mL）	脑组织浓度（μg/g）	脑脊液/血药浓度比	脑组织/血药浓度比	上皮衬液/血药浓度比	肺泡巨噬细胞/血药浓度比	肺组织/血药浓度比	原形经肾排泄率（%）
伏立康唑（片/混悬剂/胶囊等口服剂型）	96（空腹）	58	4.6 L/kg	6（非线性）	3	0.04~3.93	1.2~58.5	0.22~1.00	1.0~2.3	6.0~12.5	2.8~6.5	0.3~3.2	<2
泊沙康唑（口服混悬液）	50（伴高脂食物）	98~99	25.3 L/kg	35	0.2~1.0	不可测							
泊沙康唑（肠溶片）	50		5.62 L/kg	26~31	2.1~2.9	不可测		~0.01	0.05~0.22	0.6~1.2	30.0~42.6	0.9~20.0	<0.2
泊沙康唑（注射剂）	—		3.72 L/kg	27	3.3	不可测							
艾沙康唑（胶囊/注射剂）	98	99	450L	110	7.5	0.02~0.13	8.4~17.3		0.29~2.94			2.7	<1
奥替康唑胶囊		>99	423L	76~160天	2.8			极低					26
米卡芬净	<5	>99.8	0.39 L/kg	13.9	10.1	0.01~0.02	<1.0~4.5（动物大剂量）			1.1~6.2	4	2.8	0.7

药物	口服吸收率（%）	蛋白结合率（%）	分布容积	血清半衰期（h）	血清峰浓度（μg/mL）	脑脊液浓度（μg/mL）	脑组织浓度（μg/g）	脑脊液/血药浓度比	脑组织/血药浓度比	上皮衬液/血药浓度比	肺泡巨噬细胞/血药浓度比	肺组织/血药浓度比	原形经肾排泄率（%）
卡泊芬净	<5	97	9.7L	9~11	8.7	≤0.3	≤0.164	极低	≤0.22		5	1.1	1.4
阿尼芬净	<5	>99	30~50L	40~50	7.2	极低	≤3.9	极低	0.17	0.5~5.0	14	10	<1
艾瑞芬净	35~51	>99	600L		0.435	极低		极低					1
雷扎芬净	—	97	1.36 L/kg	53~150	19.2							4~5	少
Fosmanogepix	>90			60									极少

注：空白表示缺乏数据，—表示不适用。

参考资料:

[1] 药品说明书.

[2] 中国医药教育协会真菌病专业委员会. 两性霉素 B 不同剂型临床合理应用多学科专家共识（2024 版）[J]. 中华内科杂志，2024，63（3）：230-257.

[3] Felton T，Troke PF，Hope WW. Tissue penetration of antifungal agents [J]. Clin Microbiol Rev，2014，27（1）：68-88.

[4] Schwartz S，Kontoyiannis DP，Harrison T，et al. Advances in the diagnosis and treatment of fungal infections of the CNS [J]. Lancet Neurol，2018，17（4）：362-372.

[5] Echeverria-Esnal D，Martín-Ontiyuelo C，Navarrete-Rouco ME，et al. Pharmacological management of antifungal agents in pulmonary aspergillosis：An updated review [J]. Expert Rev Anti Infect Ther，2022，20（2）：179-197.

（肖桂荣，蒋艾豆，管玫）

附表 1-3 抗真菌药物妊娠期及哺乳期应用安全

分级	妊娠期安全性分级标准							哺乳期安全性分级标准				
美国FDA（旧）	A（妊娠期使用安全）	B（无人类数据，动物中安全或危害程度小）			C（无人类数据，缺乏动物研究数据，或动物胎儿畸形或胚胎死亡）	D（对人类胎儿有危害，对孕妇益处大于胎儿危害才可使用）	X（对动物和人类胎儿有害，禁用）					
ADEC	A（妊娠期使用安全）	B1（动物研究没有危害）	B2（动物研究证据不足）	B3（动物研究有危害）	C（对动物胎儿有危害，但不致畸，危害可逆）	D（对人类胎儿有危害，致畸，或危害不可逆）	X（永久性伤害，禁用）					
Lactation								L1 最安全（没有危害或甚微）	L2 比较安全（少量研究证明安全）	L3 中等安全（轻微，非致命性的不良反应，停哺乳）	L4 可能危险（有明确危害性证据，暂哺乳）	L5 禁忌

注：空白表示缺乏数据。

附表 1-4　抗真菌药物妊娠期及哺乳期应用安全

药物	妊娠期分级				哺乳期分级		
	美国 FDA	ADEC	胎儿/母体血药浓度比（%）	国内说明书	Lactation分级	母乳/血药浓度比（%）	国内说明书
两性霉素 B	B	B3 (D—AmB)；B2 (L—AmB)	38～100	慎用	L3		停止哺乳
氟胞嘧啶	C	B3	5-氟胞嘧啶及 5-氟尿嘧啶可穿过胎盘	慎用	L4		停止哺乳
氟康唑	D (150mg单剂用于阴道念珠菌病时为C级)	D		避免使用	L2	46～98	150mg 单剂方案可以哺乳；其他非 150mg 单剂方案停止哺乳
伊曲康唑	C	B3		禁用	L3	0.77	慎用
伏立康唑	D	B3		避免使用	L3		停止哺乳
泊沙康唑	C	B3		慎用	L3	可进入乳汁	停止哺乳
艾沙康唑	无数据，动物实验中有毒性	D		避免使用	无数据	蛋白结合率 99%，推测乳汁中含量可能少	停止哺乳
奥替康唑	禁用			禁用			禁用
米卡芬净	C	B3	可穿过胎盘屏障	慎用	L3	乳汁中可检测到	停止哺乳
卡泊芬净	C	B3		慎用	L3		慎用
阿尼芬净	C	B3		慎用	L3	极低	慎用
艾瑞芬净	禁用			禁用		蛋白结合率 99%，推测乳汁中含量可能少	禁用
雷扎芬净	禁用			禁用			禁用

注：空白表示缺乏数据。妊娠期用药安全性分级，美国 FDA 分为 A、

B、C、D、X 五级，后来鉴于字母分类体现的信息过于简单，2015 年起修改了妊娠标签规则（描述为风险概述、临床考虑、实证数据三个部分），故一些新药无妊娠安全性字母分级；澳大利亚治疗物品管理局（Therapeutic Goods Administration，TGA）也分为 A、B、C、D、X 五级，B 级又分 B1（动物研究没有危害）、B2（动物研究证据不足）、B3（动物研究有危害）三个亚组，两个分类系统不能等同。哺乳期用药安全分级，Lactation 分级为 L1~L5 五个等级（L1 最安全，L5 禁忌）。

参考资料：

［1］药品说明书.

［2］美国食品药品监督管理局（https://www.fda.gov/）.

［3］澳大利亚治疗物品管理局（https://www.tga.gov.au/）.

［4］https://www.drugs.com/.

（肖桂荣，蒋艾豆，管玫）

附表 1-5　抗真菌药物成人负荷剂量与维持剂量

药物	负荷剂量	维持剂量	备注
两性霉素 B 脱氧胆酸盐（普通制剂，D—AmB）		起始 1～5mg 或 0.02～0.10mg/(kg·d)，每天或隔天增加 5～10mg，至 0.5～0.7mg/(kg·d) 常规剂量，必要时可增至 1mg/(kg·d)	
两性霉素 B 胆固醇硫酸酯复合物（胶状分散体，ABCD）		起始第 1 天 1mg/(kg·d)，第 2 天 2mg/(kg·d)，第 3 天至治疗剂量 3～4mg/(kg·d)（根据患者耐受情况使用）；若无改善或真菌感染恶化，最大剂量达 6mg/(kg·d)	
两性霉素 B 脂质复合物（ABLC）		5mg/(kg·d)，以 2.5mg/(kg·h) 的速度静脉输注	
两性霉素 B 脂质体（L—AmB）		侵袭性真菌病（除外毛霉）：初始 1mg/(kg·d)，后可增至 3～5mg/(kg·d)，qd；毛霉病：初始及维持 5mg/(kg·d)	

药物	负荷剂量	维持剂量	备注
5-氟胞嘧啶（片剂）		25mg/kg q6h 口服	
5-氟胞嘧啶（注射剂）		50mg/kg q12h 或 q8h	
氟康唑	首剂加倍	100～400mg/d qd	
伊曲康唑（口服液）		100～200mg qd～bid	不应与食物同服，服药后至少1小时不要进食
伊曲康唑（胶囊）		100～200mg qd～bid	餐后立即服用
伊曲康唑（注射剂）	前2天 200mg bid	第3天起，200mg qd	
伏立康唑（口服剂型）	体重≥40kg：第1天 400mg q12h；体重＜40kg：第1天 200mg q12h	体重≥40kg：第2天起，200mg q12h；体重＜40kg：第2天起，100mg q12h	空腹服用，口服/静脉给药方式可以互换
伏立康唑（注射剂）	第1天 6mg/kg q12h	第2天起，4mg/kg q12h	口服/静脉给药方式可以互换
泊沙康唑（口服混悬液）		预防：200mg tid；治疗：400mg bid	餐后立即服用；与肠溶片不能等量互换
泊沙康唑（肠溶片）	第1天 300mg q12h	第2天起，300mg qd	与口服混悬液不能等量互换；可与注射液等量互换
泊沙康唑（注射剂）	第1天 300mg q12h	第2天起，300mg qd	可与肠溶片等量互换
艾沙康唑（胶囊或注射剂）	前3天 200mg q8h	3天后 200mg qd	可与注射剂等量互换
奥替康唑（口服剂型）	第1天 600mg qd；第2天 450mg qd	第14天起，150mg qw	
米卡芬净		50～150mg qd	
卡泊芬净	首日 70mg	50mg qd	
阿尼芬净	第1天 200mg qd	100mg qd	

药物	负荷剂量	维持剂量	备注
艾瑞芬净（口服剂型）		阴道念珠菌病的治疗：300mg bid，持续 1 天（2剂）； 阴道念珠菌病复发的预防：300mg bid，持续 1 天（2剂），每月服用 1 天，持续 6 个月	
雷扎芬净（注射剂型）	400mg qw	200mg qw	
Fosmanogepix	第 1 天 1000mg q12h 静脉滴注； 第 2、3 天 600mg qd 静脉滴注	第 4 天起允许改口服（600～800）mg qd	

注：空白表示缺乏数据。bid，每天 2 次，通常指每 12 小时服药一次。tid，每天 3 次，通常指每 8 小时服药一次。qd，每天 1 次，每天固定时间服药 1 次。q6h，每 6 小时 1 次，每天服药 4 次，间隔约 6 小时。q12h，每 12 小时一次，每天服药 2 次，间隔约 12 小时。q8h，每 8 小时 1 次，每天服药 3 次，间隔约 8 小时。qw，每周 1 次。

参考资料：

[1] 药品说明书.

[2] Stemler J, Mellinghoff SC, Khodamoradi Y, et al. Primary prophylaxis of invasive fungal diseases in patients with haematological malignancies：2022 update of the recommendations of the Infectious Diseases Working Party（AGIHO）of the German Society for Haematology and Medical Oncology（DGHO）[J]. J Antimicrob Chemother, 2023, 78 (8)：1813-1826.

（肖桂荣，蒋艾豆，管玫）

附表 1-6 成人肾功能不全时抗真菌药物剂量调整

药物	肾功能正常	CrCl (50~90mL/min)	CrCl (25~50mL/min)	CrCl (10~25mL/min)	CrCl (<10 mL/min)	血液透析	CRRT	说明书
两性霉素 B 脱氧胆酸盐（普通制剂，D-AmB）	0.6~0.7 mg/kg	不调整、谨慎使用（即非首选），监测不良反应						
两性霉素 B 胆固醇硫酸酯复合物（胶状分散体，ABCD）	3~4mg/(kg·d)	不调整、谨慎使用（即非首选），监测不良反应						
两性霉素 B 脂质复合物（ABLC）	5mg/(kg·d)	不调整、谨慎使用（即非首选），监测不良反应						
两性霉素 B 脂质体（L-AmB）	3~5 mg/kg qd	不调整、谨慎使用（即非首选），监测不良反应						
氟胞嘧啶（片剂）	25mg/kg q6h	不调整	25mg/kg q12h	25mg/kg q12h	25mg/kg qd;	37.5mg/kg qd（透析后给药）	25mg/kg q12h（CRRT 可清除 97.5%，透析后给药）	肾功能不全患者禁用
氟胞嘧啶（注射剂）	50mg/kg q12h 或 q8h	不调整	25mg/kg q12h	25mg/kg q12h	25mg/kg qd	25mg/kg qd（透析后给药）	25mg/kg q12h（CRRT 可清除 97.5%，透析后给药）	严重肾功能不全患者禁用

药物	肾功能正常	CrCl (50~90mL/min)	CrCl (25~50mL/min)	CrCl (10~25mL/min)	CrCl (<10 mL/min)	血液透析	CRRT	说明书
氟康唑（口服/静脉）	100~400 mg qd	不调整	50~200 mg qd	50~200 mg qd	50~200 mg qd	非透析日（50~200）mg qd；透析日常规透析量（血液透析清除50%，透析后给药）	200~400mg qd	
伊曲康唑（口服液/胶囊）	100~200 mg bid	不调整				50~100 mg bid	100 mg qd~q12h	不调整
伊曲康唑（注射剂）	前2天、200mg bid，第3天起、200mg qd	不调整		因环糊精蓄积，建议口服或停药	因环糊精蓄积，建议口服或停药	不推荐	不推荐	羟丙基-β-环糊精通过肾小球滤过清除，因此严重肾功能损伤患者（CrCl<30 mL/min）禁用注射剂
伏立康唑（口服剂型）	第1天、400mg q12h；第2天起、200mg q12h	不调整，4小时的血液透析仅能清除少量药物						肾功能损害者对口服给药的药代动力学没有影响

192

药物	肾功能正常	CrCl（50～90mL/min）	CrCl（25～50mL/min）	CrCl（10～25mL/min）	CrCl（<10 mL/min）	血液透析	CRRT	说明书
伏立康唑（注射剂）	第1天、6mg/kg q12h；第2天起、4mg/kg q12h	不调整	因环糊精蓄积，建议口服或停药			不推荐	不推荐	中到重度肾功能障碍（CrCl<50mL/min）患者应用本品时，可发生赋形剂磺丁倍他环糊精钠蓄积
泊沙康唑（口服混悬液）	预防：200mg tid；治疗：400mg bid	不调整						肾功能损害对口服给药的药代动力学没有影响
泊沙康唑（肠溶片）	第1天、300mg q12h；第2天起、300mg qd	不调整						
泊沙康唑（注射剂）	第1天、300mg q12h；第2天起、300mg qd	不调整	因环糊精蓄积，若肌酐水平升高，建议更换为口服剂型			不推荐	不调整、建议优选口服剂型	中到重度肾功能障碍（CrCl<50mL/min）患者应用本品时，预计会发生赋形剂磺丁倍他环糊精钠蓄积

续附表1-6

药物	肾功能正常	CrCl (50~90mL/min)	CrCl (25~50mL/min)	CrCl (10~25mL/min)	CrCl (<10 mL/min)	血液透析	CRRT	说明书
艾沙康唑	前3天200mg q8h；3天后200mg qd	不调整				可能降低浓度，暂无推荐意见	不调整	肾损害患者（包括终末期肾病患者）不需要调整剂量
奥替康唑	第1天、600mg qd；第2天450mg qd；第14天起，150 mg qw	不调整				缺乏数据	缺乏数据	轻度和中度肾功能不全：不建议调整；严重肾功能不全（CrCl≤15 mL/min）：不推荐使用
米卡芬净	50~150mg qd	不调整，及透析后无需补充剂量（不经血液透析清除）						肾功能不全患者无需调整
卡泊芬净	50mg qd（首剂70mg）	不调整，及透析后无需补充剂量（不经血液透析清除）						肾功能不全患者无需调整
阿尼芬净	50~100mg qd（首剂加倍）	不调整，及透析后无需补充剂量（不经血液透析清除）						无需调整剂量

药物	肾功能正常	CrCl (50~90mL/min)	CrCl (25~50mL/min)	CrCl (10~25mL/min)	CrCl (<10 mL/min)	血液透析	CRRT	说明书
艾瑞芬净	阴道念珠菌病的治疗：300mg bid，持续1天（2剂）；阴道念珠菌病复发的预防：300mg bid，持续1天（2剂），每月服用1天，持续6个月	不调整				缺乏数据	缺乏数据	
雷扎芬净	200mg qw（首剂200mg qw）	不调整				缺乏数据	缺乏数据	
Fosmano-gepix	第1天，1000mg q12h静滴；第2、3天，600mg qd静滴；第4天起允许改口服，600~800mg qd	不调整				缺乏数据	缺乏数据	

注：空白表示缺乏数据。药品说明书常采用肌酐清除率（CrCl）未反映肾小球滤过率并指导药物剂量调整，CrCl计算公式：

男性，$CrCl (mL/min) = \dfrac{(140-年龄)\times体重 (kg)}{0.814\times血肌酐浓度 (\mu mol/L)}$。

女性，男性CrCl乘以0.85。或直接采用生化报告里的估计肾小球滤过率（eGFR）来指导药物剂量调整。

参考资料:

[1] 药品说明书.

[2] https://www.drugs.com/.

[3] 连续性肾替代治疗抗菌药物剂量调整共识专家组，中国药学会医院药学专业委员会，中国医药教育协会感染疾病专业委员会. 连续性肾替代治疗抗菌药物剂量调整专家共识（2024年版）[J]. 中华肾脏病杂志，2024，40（2）：158-174.

（肖桂荣，蒋艾豆，管玫）

附表 1-7　成人肝功能不全时抗真菌药物剂量调整

药物	肝功能正常	Child—Pugh A 级	Child—Pugh B 级	Child—Pugh C 级	说明书
两性霉素 B 脱氧胆酸盐（普通制剂，D—AmB）	0.6～0.7mg/kg	无剂量调整推荐，监测肝功能			严重肝病患者禁用
两性霉素 B 胆固醇硫酸酯复合物（胶状分散体，ABCD）	3～4mg/(kg·d)	无剂量调整推荐，监测肝功能			
两性霉素 B 脂质复合物（ABLC）	5mg/(kg·d)	无剂量调整推荐，监测肝功能			
两性霉素 B 脂质体（L—AmB）	3～5mg/kg qd	无剂量调整推荐，监测肝功能			慎用，无数据
5—氟胞嘧啶（片剂）	25mg/kg q6h 口服	慎用，剂量调整不详		禁用	严重肝病患者禁用
5—氟胞嘧啶（注射剂）	50mg/kg q12h 或 q8h				
氟康唑（口服/静脉）	50～400 mg qd	慎用，酌情减量			慎用，数据有限
伊曲康唑（口服液）	100～200mg bid	慎用，酌情减量			慎用，口服数据有限
伊曲康唑（胶囊）	100～200mg bid				
伊曲康唑（注射剂）	前 2 天，200mg bid；第 3 天起，200mg qd				
	第 1 天 200mg q12h；第 2 天起 200mg qd	不调整		200mg/d	

药物	肝功能正常	Child—Pugh A 级	Child—Pugh B 级	Child—Pugh C 级	说明书
伏立康唑（口服剂型）	第 1 天，400mg q12h；第 2 天起，200 mg q12h	负荷剂量不变，维持剂量减半		慎用，剂量推荐未知	监测不良反应，无 Child—Pugh C 级患者中的研究
				血药浓度监测下调整；若无条件可采用负荷（第 1 天）200mg q12h，维持 200 mg qd	
伏立康唑（注射剂）	第1天，6mg/kg q12h；第 2 天起，4mg/kg q12h	负荷剂量不变，维持剂量减半		慎用，剂量推荐未知	监测不良反应，无 Child—Pugh C 级患者中的研究
				血药浓度监测下调整；若无条件可采用负荷（第 1 天）200mg q12h，维持 200 mg qd	
泊沙康唑（口服混悬液）	预防：200mg tid 治疗：400mg bid	不调整			对于肝功能不全患者，不建议调整剂量；肠溶片、注射剂未行特定研究，推荐意见源于口服混悬液的相关研究
泊沙康唑（肠溶片）	第 1 天，300mg q12h；第 2 天起，300mg qd	不调整			
泊沙康唑（注射剂）	第 1 天，300mg q12h；第 2 天起，300mg qd	不调整			
艾沙康唑	前 3 天，200mg q8h；3 天后，200mg qd	不调整		尚无推荐意见（现有研究提示剂量需减半）	无 Child—Pugh C 级患者中的研究
奥替康唑	第1天，600 mg qd；第 2 天，450 mg qd；第 14 天起，150 mg qw	不调整	不推荐		无 Child—Pugh B 级、C 级患者中的研究
米卡芬净	50～150mg qd	不调整			无需调整剂量

药物	肝功能正常	Child—Pugh A级	Child—Pugh B级	Child—Pugh C级	说明书
卡泊芬净	50mg qd（首剂70mg）	不调整	维持剂量减至35mg qd	进一步减量，推荐剂量未知，参考 Child—Pugh B级[3]	对于严重肝功能不全（Child—Pugh C级）无用药经验
阿尼芬净	50～100mg qd（首剂加倍）	不调整			无需调整剂量
艾瑞芬净	阴道念珠菌病的治疗：300mg bid，持续 1 天（2 剂）；阴道念珠菌病复发的预防：300mg bid，持续 1 天（2 剂），每月服用 1 天，持续 6 个月	不调整			
雷扎芬净	200mg qw（首剂200mg qw）	不调整			

注：空白表示缺乏数据。

药品说明书常采用 Child—Pugh 分级来评估肝硬化患者的肝脏储备功能并指导药物剂量调整。Child—Pugh 分级标准包含如下 5 个指标。评分 5~6 分为 A 级，7~9 分为 B 级，≥10 分为 C 级。

临床生化指标	1分	2分	3分
肝性脑病（期）	无	1～2	3～4
腹水	无	轻度	中、重度
总胆红素（μmol/L）	<34	34～51	>51
白蛋白（g/L）	>35	28～35	<28
凝血酶原时间延长（秒）	<4	4～6	>6

参考资料：

[1] 药品说明书.

[2] 中华医学会感染病学分会. 终末期肝病合并感染诊治专家共识（2021年版）[J]. 中华肝脏病杂志，2022，30（2）：147－158.

[3] 中国研究型医院学会肝病专业委员会重症肝病学组，中华医学会肝病学

分会重型肝病与人工肝学组. 重症肝病合并侵袭性真菌感染诊治专家共识 [J]. 临床肝胆病杂志，2022，38（2）：311－317.

[4] Chen T, Chen G, Wang G, et al. Expert consensus on the diagnosis and treatment of end － stage liver disease complicated by infections [J]. Hepatol Int, 2024，18（3）：817－832.

（肖桂荣，蒋艾豆，管玫）

附表 1－8　抗真菌药物儿童剂量

药物	年龄	体重	儿童用法用量
两性霉素 B 脱氧胆酸盐（普通制剂，D－AmB)			开始 0.05～0.10mg/kg qd，逐渐递增至 0.5～1.0mg/kg qd，每次静脉滴注 6 小时以上
		10～25kg	1.25～1.50mg/kg qd
		25～45kg	1mg/kg qd
		45～55kg	0.75mg/kg qd
	新生儿		1mg/kg qd
两性霉素 B 胆固醇硫酸酯复合物（胶状分散体，ABCD)			第 1 天 1mg/(kg・d)，第 2 天 2mg/(kg・d)，第 3 天至治疗剂量 3～4mg/(kg・d)（根据患者耐受情况使用）；若无改善或真菌感染恶化，最大剂量为 6mg/(kg・d)
两性霉素 B 脂质复合物（ABLC)			5mg/(kg・d)，以 2.5mg/(kg・h) 的速度静脉输注
两性霉素 B 脂质体（L－AmB)	>1 个月		侵袭性真菌病（除外毛霉）：初始 1mg/(kg・d)，后可增至 3～5mg/(kg・d)，qd；毛霉病：初始及维持 5mg/(kg・d)
5－氟胞嘧啶			25mg/kg q6h 口服
氟康唑	足月新生儿（0～14 天)		6～12mg/kg q72h
	足月新生儿（15～27 天)		6～12mg/kg q48h
	28 天～11 岁		治疗：6～12mg/kg qd；预防：3～12mg/kg qd（最大不超过 400mg/d)
	12～17 岁		100～400mg qd（最大不超过 400mg/d)

药物	年龄	体重	儿童用法用量
伊曲康唑（口服混悬液）	≥2岁		治疗负荷 5mg/kg q12h，维持 2.5mg/kg q12h，预防 2.5mg/kg q12h；均建议行血药浓度监测
伏立康唑（口服剂型）	2～12岁		9mg/kg q12h（单次最大剂量 350mg）；建议 2～12岁儿童选择口服混悬剂，剂量精准易掌握
	12～14岁	＜50kg	
	12～14岁	≥50kg	第1天，400mg q12h；第2天起，200mg q12h
	15～17岁		
	15～17岁	＜50kg	第1天，200mg q12h；第2天起，100mg q12h
伏立康唑（注射剂）	2～12岁		负荷 9mg/kg，维持 8mg/kg
	12～14岁	＜50kg	
	12～14岁	≥50kg	第1天，6mg/kg q12h；第2天起，4mg/kg q12h（代谢差异大，建议行血药浓度监测调整用量）
	15～17岁		
泊沙康唑（口服混悬液）	≥13岁		200mg tid
泊沙康唑（肠溶片）	≥2岁	＞40kg	预防：第1天负荷 300mg q12h，第2天起，300mg qd；治疗：13～18岁，第1天负荷 300mg q12h，第2天起，300mg qd
泊沙康唑（注射剂）	≥2岁	＞40kg	预防：第1天负荷 6mg/kg q12h，第2天起，6mg/kg qd；治疗：13～18岁，第1天负荷 6mg/kg q12h，第2天起，6mg/kg qd
米卡芬净	＞4个月		念珠菌病：2mg/kg qd（最大 100mg/d）
		＜30kg	念珠菌性食管炎 3mg/kg qd（最大 150mg/d）
		＞30kg	念珠菌性食管炎 2.5mg/kg qd（最大 150mg/d）
		＜50kg	治疗：2～4mg/kg qd；预防：1mg/kg qd
		≥50kg	治疗：100～200mg qd；预防：50mg qd

药物	年龄	体重	儿童用法用量
卡泊芬净	≥3月龄		负荷 70mg/m² qd，随后 50mg/m² qd（日最大剂量 70mg）
	<3月龄		25mg/m² qd
	3月龄～1岁		50mg/m² qd
	>1岁		负荷 70mg/m² qd，随后 50mg/m² qd（日最大剂量 70mg）
阿尼芬净	≥1月龄		念珠菌菌血症和其他形式的念珠菌感染：首剂 3mg/kg qd（不超过 200mg），维持 1.5mg/kg qd（不超过 100mg）
艾瑞芬净	月经初潮后女性儿童		阴道念珠菌病的治疗：300mg bid，持续 1 天（2 剂）；阴道念珠菌病复发的预防：300mg bid，持续 1 天（2 剂），每月服用 1 天，持续 6 个月

注：空白表示缺乏数据。

参考资料：

[1] 药品说明书.

[2] https://www.drugs.com/.

[3] 中华医学会儿科学分会，中华儿科杂志编辑委员会. 儿童侵袭性肺部真菌感染临床实践专家共识（2022 版）[J]. 中华儿科杂志，2022，60（4）：274-282.

（肖桂荣，蒋艾豆，管玫）

附表 1-9　抗真菌药物相互作用

抗真菌药物									合用药物	对血药浓度的影响或其他效应（来源于药品说明书或文献）	处理建议（来源于药品说明书）
氟康唑	伊曲康唑	伏立康唑	泊沙康唑	艾沙康唑	两性霉素B	氟胞嘧啶	米卡芬净	卡泊芬净			
×	×	×							阿哌沙班	阿哌沙班 AUC、C_{max} 均升高	不推荐联用
				×					阿瑞匹坦	轻到中度降低艾沙康唑血药浓度	避免联用

抗真菌药物									合用药物	对血药浓度的影响或其他效应（来源于药品说明书或文献）	处理建议（来源于药品说明书）
氟康唑	伊曲康唑	伏立康唑	泊沙康唑	艾沙康唑	两性霉素B	氟胞嘧啶	米卡芬净	卡泊芬净			
××	××	××							阿司咪唑	延长QT间期	禁止联用
!			×××						阿托伐他汀	肌病、横纹肌溶解风险增加	氟康唑：监测肌病、横纹肌溶解相关症状，一旦发生，必须停药
											泊沙康唑：禁止联用
					!				氨基糖苷类	肾毒性增加	密切监测肾功能
		!							奥美拉唑	奥美拉唑C_{max}升高116%，AUC升高280%	若使用40mg及以上剂量奥美拉唑，联用伏立康唑时，奥美拉唑剂量减半
!	×	×	×	××				!	苯巴比妥、苯妥英	唑类浓度降低，苯妥英浓度升高	氟康唑：监测不良反应
											伊曲康唑治疗前2周及治疗期间不推荐使用苯巴比妥、苯妥英
											伏立康唑治疗前2周及治疗期间不推荐使用苯巴比妥、苯妥英
											泊沙康唑治疗前2周及治疗期间不推荐使用苯巴比妥、苯妥英
											艾沙康唑：禁止联用
										卡泊芬净血药浓度降低	卡泊芬净剂量增至70mg/d

抗真菌药物									合用药物	对血药浓度的影响或其他效应（来源于药品说明书或文献）	处理建议（来源于药品说明书）
氟康唑	伊曲康唑	伏立康唑	泊沙康唑	艾沙康唑	两性霉素B	氟胞嘧啶	米卡芬净	卡泊芬净			
	!		××	×					达比加群酯	达比加群酯浓度升高	伊曲康唑：监测，必要时减量 泊沙康唑：禁止联用 艾沙康唑：不建议联用
								!	地塞米松	卡泊芬净血药浓度可能降低	卡泊芬净增至70mg/d
		!							华法林	凝血酶原时间升高2倍	密切监测，调整华法林剂量
!	!	!	!	!					环孢素	氟康唑（200 mg/d）：环孢素［2.7 mg/(kg·d)］AUC升高1.8倍	根据血药浓度减少环孢素剂量
										伊曲康唑：环孢素浓度升高	根据血药浓度减少环孢素剂量
										伏立康唑：环孢素C_{max}升高13%，AUC升高70%	联用时环孢素剂量减半，并行血药浓度监测
										泊沙康唑：环孢素浓度升高	联用时环孢素剂量减至3/4，并行血药浓度监测
										艾沙康唑：环孢素C_{max}升高6%，AUC升高29%	根据血药浓度减少环孢素剂量

抗真菌药物									合用药物	对血药浓度的影响或其他效应（来源于药品说明书或文献）	处理建议（来源于药品说明书）
氟康唑	伊曲康唑	伏立康唑	泊沙康唑	艾沙康唑	两性霉素B	氟胞嘧啶	米卡芬净	卡泊芬净			
	! ××	×	××					!	卡马西平	伊曲康唑浓度降低	
										伏立康唑浓度降低	禁止联用
										泊沙康唑浓度降低	避免联用
										艾沙康唑浓度降低	禁止联用
										卡泊芬净血药浓度可能降低	卡泊芬净增至70mg/d
××	××	××	××						奎尼丁	延长QT间期	禁止联用
	×	×	×						利伐沙班	利伐沙班浓度平均升高2.7倍	不推荐联用
!	×	×	×	××					利福布汀	氟康唑：利福布汀浓度升高	监测不良反应
										伊曲康唑浓度降低	不推荐合用
										伏立康唑 C_{max} 降低69%，AUC降低78%	尽量避免联用
										泊沙康唑 C_{max} 降低43%，AUC降低49%；利福布汀 C_{max} 升高31%，AUC升高72%	避免联用
										艾沙康唑浓度降低	禁止联用

抗真菌药物									合用药物	对血药浓度的影响或其他效应（来源于药品说明书或文献）	处理建议（来源于药品说明书）
氟康唑	伊曲康唑	伏立康唑	泊沙康唑	艾沙康唑	两性霉素B	氟胞嘧啶	米卡芬净	卡泊芬净			
!	×	××	×	××				!	利福平	氟康唑 AUC 降低 25%	适当提高氟康唑剂量
										伊曲康唑浓度降低	不推荐合用
										伏立康唑 Cmax 降低 93%，AUC 降低 96%	禁止联用
										泊沙康唑浓度降低	避免联用
										艾沙康唑浓度降低	禁止联用
										卡泊芬净血药浓度可能降低	卡泊芬净使用 70mg/d
					!				利尿剂	低血钾风险增加	监测血钾水平
									利托那韦	伊曲康唑浓度升高	慎用，监测不良反应
		××								高剂量利托那韦（400mg q12h）致伏立康唑 Cmax 降低 66%，AUC 降低 82%	伏立康唑禁止联用高剂量利托那韦（400mg q12h）
!		××								低剂量利托那韦（100mg q12h）致伏立康唑 Cmax 降低 24%，AUC 降低 39%	伏立康唑避免联用低剂量利托那韦（100mg q12h），除非利大于弊
		×		××						艾沙康唑浓度降低	艾沙康唑禁止联用高剂量利托那韦（> 200mg q12h）
		××							鲁拉西酮	鲁拉西酮浓度升高	禁止联用

抗真菌药物									合用药物	对血药浓度的影响或其他效应（来源于药品说明书或文献）	处理建议（来源于药品说明书）
氟康唑	伊曲康唑	伏立康唑	泊沙康唑	艾沙康唑	两性霉素B	氟胞嘧啶	米卡芬净	卡泊芬净			
! ×		!	× ×						洛伐他汀	肌病、横纹肌溶解风险增加	氟康唑：监测肌病、横纹肌溶解相关症状，一旦发生，必须停药 伊曲康唑：禁止联用 伏立康唑：伏立康唑减量 泊沙康唑：禁止联用
					!				吗替麦考酚酯	麦考酚酸（活性代谢产物）AUC升高35%	监测麦考酚酸相关毒性
	× ×	× ×	× ×						麦角生物碱	麦角类血药浓度增高而中毒	禁止联用
		× ×	!						咪达唑仑	伊曲康唑升高咪达唑仑（口服）血药浓度，延长镇静催眠效果	禁止联用
		!								伏立康唑致咪达唑仑（0.05mg/kg 静脉）AUC 升高 3.7 倍；伏立康唑致咪达唑仑（7.5mg 口服）C_{max} 升高 3.8 倍，AUC升高 10.3 倍	减少苯二氮䓬类（咪达唑仑）剂量
										泊沙康唑致咪达唑仑（静脉）C_{max} 升高 1.6 倍，AUC 升高 6.2 倍；泊沙康唑致咪达唑仑（口服）C_{max} 升高 2.2 倍，AUC 升高 4.5 倍	减少苯二氮䓬类（咪达唑仑）剂量

抗真菌药物									合用药物	对血药浓度的影响或其他效应（来源于药品说明书或文献）	处理建议（来源于药品说明书）
氟康唑	伊曲康唑	伏立康唑	泊沙康唑	艾沙康唑	两性霉素B	氟胞嘧啶	米卡芬净	卡泊芬净			
	!	××							奈玛特韦/利托那韦	伊曲康唑浓度升高	监测疗效和不良反应
										利托那韦（400mg每天2次或更多）会降低伏立康唑血药浓度，导致失效	禁止联用
					!				皮质类固醇	低血钾风险增加	监测血钾水平
××	××	××	××						匹莫齐特	延长QT间期	禁止联用
		××							三唑仑	苯二氮䓬类（三唑仑）血药浓度升高，延长镇静催眠效果	禁止联用三唑仑
!	!	!	!	!				!	他克莫司	氟康唑：他克莫司浓度升高	根据他克莫司血药浓度监测结果调整（减少）他克莫司剂量
										伊曲康唑：他克莫司浓度升高	根据他克莫司血药浓度监测结果调整（减少）他克莫司剂量
										伏立康唑：他克莫司 C_{max} 升高117%，AUC升高221%	联用时他克莫司减为1/3，并行血药浓度监测
										泊沙康唑：他克莫司 C_{max} 升高121%，AUC升高358%	
										艾沙康唑：他克莫司 C_{max} 升高42%，AUC升高125%	根据他克莫司血药浓度监测结果调整（减少）他克莫司剂量
										卡泊芬净致他克莫司 C_{max} 降低16%，$AUC_{0\sim12h}$ 降低20%	根据他克莫司血药浓度监测结果调整他克莫司剂量

| 抗真菌药物 | | | | | | | | | 合用药物 | 对血药浓度的影响或其他效应（来源于药品说明书或文献） | 处理建议（来源于药品说明书） |
氟康唑	伊曲康唑	伏立康唑	泊沙康唑	艾沙康唑	两性霉素B	氟胞嘧啶	米卡芬净	卡泊芬净			
××	××	××							特非那定	延长QT间期	禁止联用
		××							托伐普坦	托伐普坦浓度升高	禁止联用
			××	××					维奈克拉	显著增加维奈克拉血药浓度和肿瘤溶解综合征风险	禁止联用
!	!	××	××	!			!		西罗莫司	氟康唑：西罗莫司浓度升高	根据西罗莫司血药浓度监测结果减少西罗莫司剂量
									西罗莫司	伊曲康唑：西罗莫司浓度升高	根据西罗莫司血药浓度监测结果减少西罗莫司剂量
									西罗莫司	伏立康唑：西罗莫司 C_{max} 升高6.6倍，AUC升高11倍	禁止联用
									西罗莫司	泊沙康唑：西罗莫司浓度升高9倍	禁止联用
									西罗莫司	艾沙康唑：西罗莫司 C_{max} 升高65%，AUC升高84%	根据西罗莫司血药浓度监测结果减少西罗莫司剂量
									西罗莫司	米卡芬净：西罗莫司 C_{max} 无影响，AUC升高21%	监测西罗莫司毒性，必要时降低西罗莫司剂量
			×						西咪替丁	泊沙康唑浓度降低	避免联用
××	××	××							西沙必利	延长QT间期	禁止联用
							!		硝苯地平	硝苯地平 C_{max} 升高42%，AUC升高18%	监测硝苯地平毒性，必要时降低硝苯地平剂量

抗真菌药物									合用药物	对血药浓度的影响或其他效应（来源于药品说明书或文献）	处理建议（来源于药品说明书）
氟康唑	伊曲康唑	伏立康唑	泊沙康唑	艾沙康唑	两性霉素B	氟胞嘧啶	米卡芬净	卡泊芬净			
!	××	×	××						辛伐他汀	肌病、横纹肌溶解风险增加	氟康唑：监测肌病、横纹肌溶解相关症状，一旦发生，必须停药 伊曲康唑：禁止联用 伏立康唑：不推荐联用他汀类 泊沙康唑：禁止联用
								!	伊曲康唑	伊曲康唑 C_{max} 升高22%，AUC升高11%	监测伊曲康唑毒性，必要时降低伊曲康唑剂量
		××	×	××				!	依非韦伦	标准剂量伏立康唑（200mg bid）与标准剂量依非韦伦（400mg qd）联用，伏立康唑 C_{max} 降低61%，AUC降低77% 泊沙康唑 C_{max} 降低45%，AUC降低50% 艾沙康唑浓度降低 卡泊芬净血药浓度可能降低	禁止联用 避免联用 禁止联用 卡泊芬净剂量增至70mg/d
!	×								依维莫司	依维莫司浓度升高	氟康唑：谨慎联用 伏立康唑：不推荐合用

注：空白表示缺乏数据。

××，药品说明书禁止联用；×，药品说明书避免联用/不推荐联用，除非利大于弊；!，谨慎联用。

参考资料：

［1］药品说明书.

［2］Gilbert DN，Chambers HF，Eliopoulos GM，et al. The Sanford guide to antimicrobial therapy ［M］. 53rd. Sperryville, VA：Antimicrobial Therapy, Inc，2023.

（肖桂荣，蒋艾豆，管玫）

附表 1-10 抗真菌药物常见不良反应

药物	胃肠道不良反应	皮疹	发热	肝损伤	肾损伤	低血钾症	假性醛固酮增多症（表现为高血压、低血钾）	幻觉	视觉障碍	心律失常等心脏毒性
两性霉素 B	×	×	×	×	×	×				×
5-氟胞嘧啶	×	×		×						
氟康唑	×	×		×						
伊曲康唑	×	×	×	×		×	×			×
伏立康唑	×	×	×	×				×	×	
泊沙康唑	×	×	×	×		×	×			×
艾沙康唑	×			×	×	×	×			
奥替康唑	×									
米卡芬净	×	×	×	×	×					
卡泊芬净	×	×	×	×		×				
阿尼芬净	×	×	×			×				
艾瑞芬净	×									
雷扎芬净	×		×	×		×				×
Fosmanogepix	×									

注：空白表示缺乏数据。

此表常见不良反应指发生率>1％的不良反应。

参考资料：

［1］药品说明书.

［2］https://www.drugs.com/.

（肖桂荣，蒋艾豆，管玫）

附表 1-11　抗真菌药物治疗监测

药物	是否需要开展 TDM	采血时间	稳态血药浓度参考范围（峰浓度 C_{max}，谷浓度 C_{min}）	血药浓度异常的分析	血药浓度异常的处理
两性霉素 B	不常规推荐				
氟胞嘧啶	推荐	肾功不全者，治疗开始 72 小时后测峰浓度（口服给药后 2 小时采样）	C_{max} 25 ～ 80μg/mL	分析是否存在肾功能不全而未减量	每周测 1 次 C_{max}；C_{max} ＞ 100μg/mL 毒性增加（骨髓抑制），应避免高浓度
氟康唑	不常规推荐				
伊曲康唑	推荐	治疗第 5～7 天内，测谷浓度	预防：C_{min} ＞ 0.5μg/mL（HPLC 测定法，不含羟基伊曲康唑），C_{min} ＞ 3 μg/mL（生物测定法，含羟基伊曲康唑）；治疗：C_{min} 1 ～ 4μg/mL（HPLC 测定法），C_{min} 3～17μg/mL（生物测定法）	从年龄（老年或儿童）、胃肠功能受损或变化、静脉序贯口服给药（转运体基因多态性）、肝功能、相互作用、用药依从性等方面分析原因	根据血药浓度结果调整剂量，一周后复查血药浓度
伏立康唑	强烈推荐	给予负荷剂量，不早于第 5 次给药前；未给予负荷剂量，血药浓度 4～7 天达稳态，暂无具体推荐时间	下限：C_{min}＞1～2μg/mL 以提高疗效；上限：C_{min}＜4～6μg/mL 以降低毒性（肝毒性、神经毒性）；范围：C_{min} 1.0～5.5μg/mL	从年龄（老年或儿童）、胃肠功能受损或变化、静脉序贯口服给药（转运体基因多态性）、肝功能、相互作用、CYP2C19 基因多态性、用药依从性等方面分析原因	若稳态血药浓度低于目标浓度范围下限，则伏立康唑剂量增加 50%；若高于上限且剂量低于 10μg/mL，则减少 20%，若高于 10μg/mL 或发生不良事件，则停药 1 剂后维持剂量减少 50%；剂量调整、静脉序贯口服给药、加用或停用相互作用药物后，2～5 天复查血药浓度

药物	是否需要开展TDM	采血时间	稳态血药浓度参考范围（峰浓度 C_{max}，谷浓度 C_{min}）	血药浓度异常的分析	血药浓度异常的处理
泊沙康唑	推荐	口服混悬液：用药7天后测谷浓度；肠溶片或注射液：用药5~7天后测谷浓度	预防：$C_{min} \geqslant$ 0.7μg/mL；治疗：$C_{min} \geqslant$ 1μg/mL	从年龄（老年或儿童）、胃肠功能受损或变化、静脉序贯口服给药（转运体基因多态性）、肝功能、相互作用、药物剂型（口服混悬液禁食状态吸收差）、用药依从性等方面分析原因	$C_{min} > 3.75$μg/mL被认为是有毒剂量，应避免
艾沙康唑	不常规推荐	治疗5天后测谷浓度	C_{min} 2~3μg/mL		
米卡芬净	不常规推荐				
卡泊芬净	不常规推荐				
阿尼芬净	不常规推荐				

注：空白表示缺乏数据。

参考资料：

［1］Ashbee HR，Barnes RA，Johnson EM，et al. Therapeutic drug monitoring（TDM）of antifungal agents：Guidelines from the British Society for Medical Mycology［J］. J Antimicrob Chemother，2014，69（5）：1162-1176.

［2］Laverdiere M，Bow EJ，Rotstein C，et al. Therapeutic drug monitoring for triazoles：A needs assessment review and recommendations from a Canadian perspective［J］. Can J Infect Dis Med Microbiol，2014，25（6）：327-343.

［3］Patterson TF，Thompson GR，Denning DW，et al. Practice Guidelines for the Diagnosis and Management of Aspergillosis：2016 Update by the Infectious Diseases Society of America［J］. Clin Infect Dis，2016，63（4）：e1-e60.

［4］Chen K，Zhang X，Ke X，et al. Individualized medication of

voriconazole：A practice guideline of the division of therapeutic drug monitoring, Chinese Pharmacological Society [J]. Ther Drug Monit, 2018, 40 (6)：663-674.

[5] Ullmann AJ, Aguado JM, Arikan-Akdagli S, et al. Diagnosis and management of Aspergillus diseases：Executive summary of the 2017 ESCMID-ECMM-ERS guideline [J]. Clin Microbiol Infect, 2018, 24 (Suppl 1)：e1-e38.

[6] Douglas AP, Smibert OC, Bajel A, et al. Consensus guidelines for the diagnosis and management of invasive aspergillosis [J]. Intern Med J, 2021, 51 (Suppl 7)：143-176.

[7] Teh BW, Yeoh DK, Haeusler GM, et al. Consensus guidelines for antifungal prophylaxis in haematological malignancy and haemopoietic stem cell transplantation [J]. Intern Med J, 2021, 51 (Suppl 7)：67-88.

[8] 泊沙康唑临床应用专家组. 泊沙康唑临床应用专家共识（2022 版）[J]. 中华临床感染病杂志, 2022, 15 (5)：321-332.

（肖桂荣，蒋艾豆，管玫）

附表 1-12 伏立康唑代谢酶 *CYP2C19* 基因检测
（基于 *CYP2C19* 基因多态性的用药方案建议）

CYP2C19 分型	对伏立康唑的影响	建议
CYP2C19 超快代谢型（＊17/＊17）	浓度降低，极难达标	选择一种不依赖于 *CYP2C19* 代谢的替代药物，如两性霉素 B、泊沙康唑、艾沙康唑
CYP2C19 快代谢型（＊1/＊17）	浓度降低，难达标	选择一种不依赖于 *CYP2C19* 代谢的替代药物，如两性霉素 B、泊沙康唑、艾沙康唑
CYP2C19 正常代谢型（＊1/＊1）	伏立康唑代谢正常	从标准剂量开始
CYP2C19 中间代谢型（＊1/＊2，或＊1/＊3，或＊2/＊17）	浓度升高	从标准剂量开始
CYP2C19 慢代谢型（＊2/＊2，或＊2/＊3，或＊3/＊3）	浓度升高，不良事件风险增加	选择一种不依赖于 *CYP2C19* 代谢的替代药物，如两性霉素 B、泊沙康唑、艾沙康唑；或伏立康唑减量使用

注：伏立康唑血药浓度个体间差异大，部分原因归于代谢酶 *CYP2C19* 基因多态性。野生型 *CYP2C19* ＊1 等位基因编码正常功能的 CYP2C19 酶，最常见的无功能等位基因为 ＊2 （c.681G＞A，*rs4244285*），其次为 *CYP2C19* ＊3 （c.636G＞A，*rs4986893*）。功能增强的等位基因 *CYP2C19* ＊17 （c. −806C＞T，*rs12248560*）导致代谢增快。

参考资料:

Moriyama B, Obeng AO, Barbarino J, et al. Clinical Pharmacogenetics Implementation Consortium (CPIC) Guidelines for CYP2C19 and Voriconazole Therapy [J]. Clin Pharmacol Ther, 2017, 102 (1): 45-51.

(肖桂荣,蒋艾豆,管玫)

附录二

附表 2-1 缩略词表

中文全称	缩写	英文全称
国际植物学大会	IBC	International Botanical Congress
国际藻类、真菌和植物命名法规	ICN	International Code of Nomenclature for Algae, Fungi, and Plants
苏木精-伊红	H&E	Hematoxylin-eosin
过碘酸-雪夫	PAS	Periodic Acid-Schiff
六胺银	PASM	Periodic-acid Silver Methenamine
基质辅助激光解吸电离飞行时间质谱	MALDI-TOF MS	Matrix-assisted Laser Desorption/Ionization Time of Flight Mass Spectrometry
美国临床和实验室标准协会	CLSI	Clinical and Laboratory Standards Institute
欧盟抗菌药敏感性试验委员会	EUCAST	European Committee for Antimicrobial Susceptibility Testing
流行病学折点	ECVs	Epidemiologicalcutoff Values
1,3-β-D-葡萄糖酸酶联免疫试验	G 试验	1,3-β-D-glucan Test
半乳甘露聚糖	GM	Galactomannan
隐球菌荚膜多糖抗原	GXM	Glucuronoxylomannan
支气管肺泡灌洗液	BALF	Broncho Alveolar Lavage Fluid
免疫球蛋白 G	IgG	Immunoglobulin G
免疫球蛋白 E	IgE	Immunoglobulin E
聚合酶链式反应	PCR	Polymerase Chain Reaction
多重 PCR	MPCR	Multiplex Polymerase Chain Reaction
巢氏 RCR	N-PCR	Nested Primers-Polymerase Chain Reaction
实时荧光定量 PCR	qPCR	Quantitative Real-time PCR
等温扩增技术	ITA	Isothermal Amplification Technology
宏基因组测序	mNGS	Metagenomic Next-generation Sequencing
靶向基因组治疗	tNGS	Targeted Next-generation Sequencing

中文全称	缩写	英文全称
18S 核糖体核糖核酸	18S rRNA	18S Ribosomal RNA
内源转录间隔区	ITS	Internal Transcribed Spacer
T2 磁共振	T2MR	T2 Magnetic Resonance
美国食品药品监督管理局	FDA	Food and Drug Administration
糖基磷脂酰肌醇	GPI	Glycosyl Phosphatidyl Inositol
二氢乳清酸脱氢酶	DHODH	Dihydroorotate Dehydrogenase
宿主防御肽	HDP	Host Defense Peptide
两性霉素B	AmB	Amphotericin B
两性霉素B脱氧胆酸盐	D—AmB	Amphotericin B Deoxycholate
两性霉素B胆固醇硫酸酯复合物	ABCD	Amphotericin B Colloidal Dispersion
两性霉素B脂质复合体	ABLC	Amphotericin B Lipid Complex
两性霉素B脂质体	L—AmB	Liposomal Amphotericin B
治疗药物监测	TDM	Therapeutic Drug Monitoring
曲线下面积	AUC	Area Under the Curve
人类免疫功能缺陷病毒	HIV	Human Immunodeficiency Virus
艾滋病	AIDS	Acquired Immune Deficiency Syndrome
重症监护病房	ICU	Intensive Care Unit
免疫球蛋白M	IgM	Immunoglobulin M
免疫球蛋白A	IgA	Immunoglobulin A
高锰酸钾—戈莫里银染色	GMS	Grocott — Gomori's Methenamine Silver Stain
酶联免疫吸附试验	ELISA	Enzyme — Linked Immunosorbnent Assay
Gridley 染色	GF	Gridley's Fungus
非白念珠菌	NAC	Non—albicans Candida
沙氏葡萄糖琼脂	SDA	Sabouraud Dextrose Agar
剂量依赖型敏感	SDD	Susceptible—dose Dependent
疾病预防控制中心	CDC	Centers for Disease Control and Prevention
世界卫生组织	WHO	World Health Organization

中文全称	缩写	英文全称
真菌重点病原体清单	FPPL	First Global Effort to Systematically Prioritize Fungal Pathogens
三磷酸腺苷	ATP	Adenosine Triphosphate
隐球菌性脑膜脑炎	CM	Cryptococcal Meningoencephalitis
实体器官移植	SOT	Solid Organ Transplantation
肺隐球菌病	PC	Pulmonary Cryptococcosis
美国移植学会	AST	American Society of Transplantation
抗逆转录病毒治疗	ART	Antiretroviral Therapy
免疫重建炎症综合征	IRIS	Immune Reconstitution Inflammatory Syndrome
感染后炎症反应综合征	PIIRS	Post-infectious Inflammatory Response Syndrome
欧洲医学真菌学联盟	ECMM	European Confederation of Medical Mycology
国际人类与动物真菌学学会	ISHAM	International Society for Human and Animal Mycology
美国微生物学会	ASM	American Society for Microbiology
日本医学真菌学学会	JSM	Japanese Society for Medical Mycology
电子计算机断层扫描	CT	Computed Tomography
酵母麦芽	YM	Yeast Malt
耶氏肺孢子菌肺炎	PJP	Pneumocystis Jirovecii Pneumonia
造血干细胞移植	HCT	Hematopoietic Cell Transplantation
高分辨率CT	HRCT	High Resolution CT
直接免疫荧光抗体染色	DFA	Direct Fluorescent Antibody
氟代脱氧葡萄糖-正电子体层扫描成像	FDG-PET	Fluorodeoxyglucose Positron Emission Tomography
乳酸脱氢酶	LDH	Lactate Dehydrogenase
巨细胞病毒	CMV	Cytomegalovirus
慢性肺曲霉病	CPA	Chronic Pulmonary Pspergillosis
变应性支气管肺曲霉病	ABPA	Allergic Bronchopulmonary Aspergillosis
侵袭性曲霉病	IA	Invasive Aspergillosis
侵袭性肺曲霉病	IPA	Invasive Pulmonary Aspergillosis

中文全称	缩写	英文全称
亚急性侵袭性曲霉病	SAIA	Subacute Invasive Aspergillosis
慢性空洞性肺曲霉病	CCPA	Chronic Pulmonary Aspergillosis
慢性纤维化性肺曲霉病	CFPA	Chronic Fibrosing Pulmonary Aspergillosis
囊性纤维化	CF	Cysticfibrosis
移植物抗宿主病	GVHD	Graft Versus Host Disease
新型冠状病毒感染相关毛霉病	CAM	COVID—19—Associated Mucormycosis
高密度脂蛋白	HDL	High Density Lipoprotein
低密度脂蛋白	LDL	Low Density Lipoprotein
二代基因测序	NGS	Next—generation Sequencing
最低抑菌浓度	MIC	Minimum Inhibitory Concentration
脑心浸液肉汤培养基	BHI	Brain—heart Infusion Broth
副球孢子菌病	PCM	Paracoccidioidomycosis
钙荧光白	CFW	Calcofluor White Stain
治疗物品管理局	TGA	Therapeutic Goods Administration